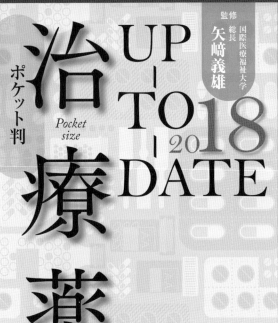

がん患者と対症療法

Symptom Management in Cancer Patients

Vol.27 No.1 2018

特集

［ がん治療医に聞く：
実地臨床に必要な疼痛緩和の知識 ］

● はじめに……………………………………………………………… 佐々木治一郎　6

● 化学放射線療法による口腔や食道の痛み・苦痛の緩和……… 山下　　拓　7

● パンコースト腫瘍による痛みの緩和…………………………… 石原未希子ほか　13

● 皮膚浸潤・自壊による痛み・苦痛の緩和……………………… 大谷彰一郎　17

● 右季肋部痛：肝胆膵がんの痛みの緩和………………………… 上野　　誠　21

● イレウスに伴う痛み・苦痛の緩和……………………………… 陶山　浩一　25

● 後腹膜浸潤による痛み・苦痛の緩和…………………………… 三宅　秀明　30

● 下腿浮腫による痛み・苦痛の緩和……………………………… 濵西　潤三ほか　36

● 多発性骨髄腫の痛みの緩和……………………………………… 河野　　和ほか　43

連　載

■**What's New**【新連載】
　日本癌治療学会認定
　がん医療ネットワークナビゲーター………………………… 佐々木治一郎ほか 48

■**現場で役立つがん看護**【新連載】
　診断期〜治療期の患者を支える外来がん看護…………… 谷口　愛　50

■**がん患者のための薬物療法講座**【新連載】
　鎮痛薬・症状緩和治療薬：
　患者さんに上手に使ってもらうには…………………………… 龍　恵美　55

■**疼痛緩和に必要な画像検査とそのタイミング**【新連載】
　がん患者の痛み＝がん性疼痛とは限らない……………… 西　智弘　60

■**リレーエッセイ—"痛み"の周辺から—** ㉘
　オピオイド誘発性便秘症治療薬ナルデメジンの開発… 鈴木　勉　64

編集後記……………… 68

CONTENTS

前立腺がん
検診ガイドライン 2018年版

日本泌尿器科学会 編

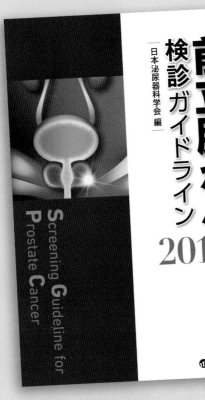

- ■定価　本体3,500円(税別)
- ■B5判　本文216ページ
- ■ISBN 978-4-7792-2034-0

大規模試験により癌死亡率低下効果が明らかとなった

前立腺がん検診
そのガイドラインが**8年**ぶりの**改訂**です。

前立腺がん検診の疫学特性,検診システム,精密検査,検診発見癌に対する各種治療,検診の利益・不利益など,全**10**分野,**43**のCQにより,前立腺がん検診の実際について記された**必読の一冊**

CONTENTS

- **総論** 前立腺がん検診の推奨・アルゴリズム
- **1** 疫学
- **2** 前立腺がん検診受診者への対応：リスク因子・化学予防
- **3** 検診発見癌と臨床診断(有症状発見)癌の比較
- **4** 前立腺がん検診の有効性評価
- **5** 前立腺がん検診の対象・検査法・検診間隔
- **6** 住民検診・人間ドック検診システムと精度管理
- **7** 精密検査
- **8** 検診発見癌に対する各種治療の適応と合併症
- **9** 検診の利益・不利益とQOLへの影響
- **10** 検診効率・経済的評価
- **参考資料1** 国内外の前立腺がん検診ガイドライン
- **参考資料2** 前立腺がん検診受診前後のファクトシート

メディカルレビュー社
http://www.m-review.co.jp

〒541-0046 大阪市中央区平野町3-2-8 淀屋橋MIビル　TEL：06-6223-1469　FAX：06-6223-1245
〒113-0034 東京都文京区湯島3-19-11 湯島ファーストビル　TEL：03-3835-3049　FAX：03-3835-3075

がん患者と
対症療法
Symptom Management
in Cancer Patients
Vol.27 No.1 2018

特 集

がん治療医に聞く：
実地臨床に必要な疼痛緩和の知識

◆はじめに

◆化学放射線療法による口腔や食道の痛み・苦痛の緩和

◆パンコースト腫瘍による痛みの緩和

◆皮膚浸潤・自壊による痛み・苦痛の緩和

◆右季肋部痛：肝胆膵がんの痛みの緩和

◆イレウスに伴う痛み・苦痛の緩和

◆後腹膜浸潤による痛み・苦痛の緩和

◆下腿浮腫による痛み・苦痛の緩和

◆多発性骨髄腫の痛みの緩和

特集 がん治療医に聞く：実地臨床に必要な疼痛緩和の知識

はじめに

北里大学医学部附属新世紀医療開発センター横断的医療領域開発部門臨床腫瘍学教授／
北里大学病院集学的がん診療センター センター長　**佐々木 治一郎** Jiichiro Sasaki

現在のがん治療は，がん治療に関わる主治医1人で完遂できるものではない。がん治療に関わるさまざまな職種の医療者によってがん治療チームが構成され，チームメンバーのそれぞれが得意分野で力を発揮してこそ，理想的な患者本位のがん治療を提供できる。チームメンバーは，がん治療に伴い患者に不利益をもたらす事象，いわゆる有害事象を熟知している。チームリーダーであるがん治療医が患者に治療を勧める理由は，有害事象がもたらす不利益よりも治療によって患者が得る利益が大きい（厳密にはその確率が高い）と信じるからである。つまりがん治療チームメンバーは，がん治療の際の患者の不利益を想定内かつある程度許容されるべきものとして認識している。しかしながら，有害事象の種類や重症度（grade）には個人差があり，治療で得られる利益をはるかに上回る不利益が患者にもたらされる場合があるため，がん治療チームはできるだけ有害事象が出ないように，出ても早期に回復できるように支持療法を発展させてきた。

一方，がんそのものによる症状やがんが存在することによる苦痛についてはどうであろうか？ National Comprehensive Cancer Network（NCCN）のガイドラインによれば，緩和ケアの必要性に関するスクリーニング，アセスメント，そして基本的緩和ケアの提供はがん治療チームにより開始され，必要に応じて緩和ケアチームに紹介することが推奨されている。日本においても，10年前のがん対策基本法施行時から，チームリーダーであるがん治療医に対して研修（PEACEプロジェクト）などを通して早期の緩和ケアの重要性が啓発されてきた。国の施策として，目の前の患者・家族にがんの診断時からがん治療医が基本的緩和ケアを提供することが強く推奨されたのである。その完璧な実現（臨床実装）はまだまだ達成されていない状況であるが，それでも基本的緩和ケアの提供は10年前よりは格段に現場に浸透していると思われる。しかし，多くのがん腫のガイドラインで推奨されているいわゆる標準治療を提供する段階で，あるいはその治療が無効となることが予想される段階で生じる患者の痛みや苦痛に対して，その予測や予防処置（予防的緩和ケア）を含めて十分な治療・ケアが提供されているとはいえない。むしろ，緩和ケアの提供が緩和ケアチームにスイッチされることを見越して，がん治療チームが症状や苦痛のアセスメント自体を省略しているような状況も見受けられる。「治療をしないのだから，無駄な検査をやめておこう。患者さんのためにも……」的なことである。

がん治療チームにとって治療の有害事象に対する最適な支持療法の提供がその重要なスキルの1つであるように，治療中あるいは治療終了後のがんによる症状や苦痛を可能な限り予測・予防し，症状出現時は適正に緩和し，必要に応じて緩和ケアチームとスムーズに連動できることも重要なスキルである。今回の特集では，各領域におけるがん治療のエキスパートが，がんによる症状別にどのようなアセスメントを行い，その症状・苦痛に対してどのような緩和治療・ケアを提供しているのかに焦点を当てて解説していただく。がん治療チームが緩和ケアチームに"丸投げ"するのでなく，まずは自ら適正に症状や苦痛を評価し，適切な緩和治療・ケアを行うことにより，患者にとって迅速かつ適正な"早期の緩和ケア"が提供されるのだと思う。

| 特 集 | がん治療医に聞く：実地臨床に必要な疼痛緩和の知識 |

化学放射線療法による
口腔や食道の痛み・苦痛の緩和

The alleviation of pain in oral cavity and esophagus by concurrent chemoradiotherapy

北里大学医学部耳鼻咽喉科・頭頸部外科教授　**山下　拓** Taku Yamashita

Key Words

| ■粘膜炎 | ■含嗽薬 | ■オピオイド | ■半夏瀉心湯 | ■治療完遂 |

Summary

　化学放射線療法（CCRT）に伴う口腔や食道の痛み・苦痛の主たる原因は，口腔・咽頭・食道に生じる粘膜炎である。これは患者のQOLに影響するだけでなく，治療完遂，ひいては治療成績の悪化も招きうる重大な問題である。粘膜炎のアセスメントにはNCI-CTCAEによる粘膜炎評価やWHOの口腔内有害事象スケールを用いるほかに，局所の状態を診察して記録することが重要である。粘膜炎の予防・治療法として，治療前の歯科的処置，口腔ケア，栄養管理による予防のほか，アズレンスルホン酸ナトリウムや，それに塩酸リドカインを付加した含嗽が行われる。近年，半夏瀉心湯を用いた含嗽後内服や局所塗布の有効性を示す報告も増加している。また，アセトアミノフェンやオピオイド鎮痛薬を使用した積極的な疼痛管理を行うことが推奨されている。CCRTに伴う粘膜炎の評価・予防・治療はレジメンの強化に伴い注目を集めているが，いまだエビデンスレベルの低いものも多く，今後臨床試験による研究の進歩，エビデンスの確立が望まれる。

は じ め に

　進行頭頸部がんにおいては，シスプラチンをはじめとした白金製剤を同時併用した化学放射線療法（concurrent chemoradiotherapy；CCRT），進行食道がんにおいてはシスプラチン+5FUを同時併用したCCRTが病期によっては手術に匹敵する治療成績を有しており，標準治療として診療ガイドラインにも明記され，よく用いられる。一方で強度を高めたCCRTにおいてはその有害事象も重篤であり，疼痛・味覚障害・口腔乾燥症・嚥下障害などにより治療中の患者の生活の質（QOL）に大きな影響を及ぼすだけでなく，肺炎・菌血症などの感染リスクの増大や治療完遂，ひいては治療成績にも影響を及ぼす重大な問題となっている。頭頸部がんに対して喉頭温存目的に行われたCCRTの臨床試験[1] における治療完遂率（目標照射量の95％以上照射できた割合）は91％とされ，1割弱の患者は治療が完遂できない状況にある。また，頭頸部がん治療において放射線治療の中断1日あたり腫瘍制御率が少なくとも1％，5年無再発生存率は1〜2％低下し，予後悪化をもたらすとの報告もある[2)3)]。したがって，CCRTに伴

う口腔・咽頭・食道粘膜炎（以下，粘膜炎）の制御は，患者のQOLの改善のみならず治療成績にも影響する重要な課題である。

そのため，粘膜炎の悪化予測，予防対策，治療介入は治療成績向上の面からも重要な問題であることを認識しなければならない。本稿では，頭頸部・胸部領域に対するCCRTに伴う粘膜炎対策について概説する。

CCRTに伴う粘膜炎発症の臨床経過とメカニズム

CCRTに伴う粘膜炎の発生頻度は100％であり，程度の強弱はあるが必発の副作用である。粘膜炎の臨床経過は，照射開始後数日〜1,2週で始まり，治療期間中徐々に悪化する。CCRT終了から2〜6週間程度で急性炎症は改善していくが，粘膜の浮腫，味覚障害，口腔乾燥症は後遺症としてその後一生持続する。また，嚥下障害や咀嚼障害により長期間経口摂取に支障をきたす症例も存在する。急性期の粘膜炎は疼痛・摂食障害が伴い，重篤な場合は治療完遂に影響を及ぼす重大な問題である。

化学療法，放射線療法に伴う粘膜炎の発症機序は，まず上皮および粘膜下を構成する各種細胞のDNA切断ないし合成阻害が生じる。これにより一部は細胞死が起こり粘膜障害の原因になるが，多くはこのときに生じる活性酸素（ROS）フリーラジカルによるさまざまな分子経路・シグナル伝達を介した間接的粘膜障害により粘膜炎を引き起こす[4]。そのなかでも重要視されているものが，NF-κBなどの転写因子の活性化である。活性化された転写因子は腫瘍壊死因子（TNF)-α，COX-2，インターロイキン（IL)-1βをはじめとする炎症性サイトカインを産生する。産生された炎症性サイトカインは逆にNF-κBを活性化することも知られており，このpositive feedback loopが炎症反応の悪化，長期化を招く[4][5]。また，ROSフリーラジカルはセラミド合成酵素やスフィンゴミエリナーゼの活性化を介した粘膜下の内皮細胞や線維芽細胞のアポトーシスを生じさせる。これら粘膜下の変化が粘膜上皮細胞の細胞死を導き，粘膜上皮の菲薄化・潰瘍形成へと進む[4][6]。潰瘍形成による口腔粘膜の防御能低下からの細菌感染や，経口摂取量の低下や炎症修復に伴う低栄養・抗腫瘍治療に伴う骨髄抑制などの免疫低下による二次感染により粘膜炎症状の増悪がみられる。

自覚症状としては，自発痛・接触痛をはじめとして口腔乾燥，粘膜腫脹，開口障害，構音・咀嚼・嚥下障害，味覚障害などがあり，他覚的所見としては粘膜の発赤，紅斑，びらん，アフタ，潰瘍，偽膜，出血，口臭などがみられる。

粘膜炎の悪化予測および疼痛評価

CCRTに伴う粘膜炎の評価は，National Cancer Institute-Common Terminology Criteria for Adverse Events（NCI-CTCAE）v4.0では表1に示すような分類となっている[7]。本評価法では粘膜

表1．口腔粘膜炎のgrade分類（NCI-CTCAE v4.0日本語訳JCOG版）

Grade 1	症状がない，または軽度の症状がある；治療を要さない
Grade 2	中等度の疼痛；経口摂取に支障がない；食事の変更を要する
Grade 3	高度の疼痛；経口摂取に支障がある
Grade 4	生命を脅かす；緊急処置を要する
Grade 5	死亡

（文献7）より改変・引用）

特集　がん治療医に聞く：実地臨床に必要な疼痛緩和の知識

炎の診察所見は考慮せず，疼痛のために生じる経口摂取の状況および食事形態の変更の有無のみでgradeを判定できる。判定が容易な一方，粘膜の状態を考慮しないためgrade判定の際に全身状態の悪化や併用した化学療法に伴う食欲低下と鑑別しづらいという欠点がある。粘膜炎による食事量の低下であることを明らかにするため，NCI-CTCAE v3.0には記載があった紅斑，斑状潰瘍・偽膜，癒合した潰瘍・偽膜，粘膜出血の有無などの粘膜炎の診察所見を併記すること，また疼痛についてNumerical Rating Scale（NRS），Visual Analogue Scale（VAS），Verbal Rating Scale（VRS）などを用いた評価を同時に行うことが望ましい。また，世界保健機関（WHO）の口腔内有害事象スケール（表2）も用いられ，これには口腔内の診察所見と嚥下・摂食に関する要素が盛り込まれている[8]。また，粘膜炎の悪化因子として口腔内の不衛生や食事摂取不良，炎症に伴う異化作用亢進による低栄養なども重要な因子であり，歯科的検診，口腔細菌検査や体重および筋肉量の管理，血清総蛋白・アルブミン・rapid turnover protein（RTP），C反応性蛋白（CRP）などの経時的評価も重要である。

粘膜炎の予防・緩和的治療

1．治療前歯科治療

　口腔内の不衛生は粘膜炎や重篤な感染症併発の危険因子であるため，がん治療開始前に齲歯・歯周炎の治療，義歯不適合や歯牙接触の処置を行っ

表2．WHO口腔内有害事象スケール

Scale 0	有害事象なし
Scale 1	ひりひりする，紅斑
Scale 2	紅斑，潰瘍，嚥下痛
Scale 3	潰瘍，広範囲なびらん，嚥下困難
Scale 4	経口摂取不可

ておく。

2．口腔ケア

　癌支持療法多国籍学会・国際口腔腫瘍学会合同会議（MASCC/ISOO）ガイドライン2014年版では，全年齢層のあらゆるがん治療を受ける患者に対して，口腔粘膜障害の予防のために口腔ケアを行うことが提言されている（エビデンスレベルⅢ）[9]。CCRT中，水道水・生理食塩水・重曹水あるいは後述する含嗽薬による含嗽を起床時，毎食前後，就寝時などに1日7～8回を目安に行う。含嗽の方法として，『頭頸部がん薬物療法ガイダンス』には，"がらがら"うがいは咽頭にまで含嗽薬が行き渡り誤嚥のリスクが高まるため控えるべきで，頬の振動による"ぶくぶく"うがいを徹底させるよう述べられている[10]。一方，欧州臨床腫瘍学会（ESMO）のガイドラインでの基本的口腔ケアプロトコールには，少なくとも1日4回，アルコールを含有しない含嗽水15mLを用いて1分間を目安として"ぶくぶく，くちゅくちゅ"うがい（rinse），"がらがら"うがい（gargle）をして，その後吐き出すと記載されている[11]。これは意見の分かれるところであるが，全頸部に放射線照射が行われている場合，口腔よりもむしろ咽頭に高度粘膜炎を認めることも多く経験するため（図1），筆者は明らかな誤嚥のリスクがない場合は"ぶくぶく"うがいに加えて誤嚥に注意をしながら"がらがら"うがいも行うよう指導している。また，口腔内細菌叢が形成するバイオフィルムの除去を目的として，以下の物理的清掃も重要である。すなわち，軟毛の歯ブラシや舌ブラシ，メントールやアルコールを含まない低刺激性の歯磨剤による口腔内保清，デンタルフロス・歯間ブラシなどによる歯間部クリーニングを毎食後および就寝前の1日1～2回程度行う。これらは，口腔内の保清・保湿とともに粘膜潰瘍への感染による粘膜炎増悪を抑制する効果が期待できる。

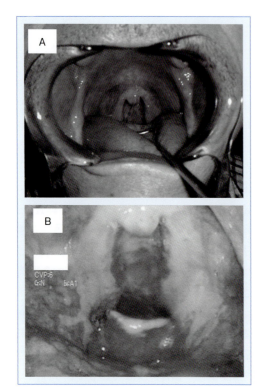

図1. 咽頭がんに対するシスプラチン同時併用CCRTによる粘膜炎
A：口腔咽頭所見
B：内視鏡所見。中咽頭後壁から下咽頭に及ぶ粘膜の紅斑・びらんおよび癒合した潰瘍・偽膜形成が認められる。著しい粘膜炎が口腔よりも咽頭に目立つ。

3. 栄養管理

低栄養は粘膜の脆弱性を促進し、粘膜炎の原因となる。また、粘膜炎に伴う疼痛による栄養摂取低下がさらに粘膜炎を悪化させるという悪循環にもなりうる。そのため、栄養指導・管理は粘膜炎の予防・治療の面でも重要である。ミキサー食・軟食・とろみ食・流動食・経腸栄養剤など、食種および投与経路の工夫や、果物のような酸味や香辛料、熱い飲食物を避けるなどの配慮も必要である。

4. 含嗽薬

第一選択として、アズレンスルホン酸ナトリウム含嗽液により1日7～8回、起床時、毎食前後、就寝前に含嗽を行う。抗炎症作用、粘膜上皮形成促進作用を期待した含嗽である。口腔咽頭の疼痛、接触痛を訴えるようであれば塩酸リドカインを混和した含嗽液での含嗽を行う。例としてキシロカイン®ビスカス2％50mL＋ハチアズレ®5g＋精製水500mLで1日4～5回を目安に起床時、毎食前、就寝前に含嗽を行う。潰瘍形成に伴う疼痛やプロスタグランジン(PG)E$_2$の神経刺激による局所の疼痛・食事時の接触痛の緩和が目的である。ただし、効果はごく短時間であること、および口腔咽喉頭の知覚麻痺による誤嚥に注意が必要である。

MASCC/ISOOガイドラインの記載では、わが国でも使われていた「スクラルファート含嗽は予防としても治療としても行わないことを推奨し(エビデンスレベルⅡ)、クロルヘキシジン含嗽は予防として行わないことを提言する(エビデンスレベルⅢ)」とエビデンスに基づき述べられていることも記憶に留めておく必要がある[9]。

5. 漢方薬

半夏瀉心湯3包/日を100ccの熱めの白湯に懸濁し、冷ましてから1日3回毎食後"ぶくぶく"、および誤嚥に注意しながら"がらがら"うがいを行い、その後内服する[12]。半夏瀉心湯に含まれる生薬による抗炎症、鎮痛、抗菌、抗酸化作用が報告されている。半夏瀉心湯は漢方薬のなかでも苦みが強いため、含嗽のアドヒアランスが悪い場合がある。しかし、局所への薬剤接触が効果の中心であるため、単なる内服では効果は期待できないことを服薬指導時によく説明する必要がある。

6. 疼痛対策

粘膜炎に伴う難治性疼痛対策として、まずアズレンスルホン酸ナトリウム、塩酸リドカインを用いた含嗽を行い、効果が不十分な場合は他部位の疼痛と同様にWHO 3段階除痛ラダーによる積極的な疼痛管理を行うことが基本となる。アセ

トアミノフェン1,200～3,000mg/日あるいは非ステロイド性抗炎症薬（NSAIDs）投与，あるいはその併用を行う。さらに疼痛が高度の場合は，（弱オピオイド）→速効型強オピオイド食前投与→長時間作用型強オピオイド投与を，疼痛の強さおよび効果をみながら積極的に行う。オピオイドの使用を躊躇するべきではない。経口摂取不良で経腸ルートの使用も困難な場合には，注射剤や貼付剤を使用し疼痛を最小限に抑えるべきである[11]。MASCC/ISOOガイドラインでも，化学療法，CCRTを受ける際の口腔粘膜障害の疼痛管理として，経皮的フェンタニル貼付剤の有効性を提言している（エビデンスレベルⅢ）[9]。

疼痛管理は粘膜炎の予防・治療には直接寄与しないが，患者のQOL向上や栄養状態の維持・改善による間接的な粘膜炎改善に有効である。NSAIDsは腎機能障害の副作用があるため，腎機能障害をもつ患者やシスプラチンなどの腎障害性の抗がん剤との併用には注意が必要である。また，NSAIDsの長期使用により胃潰瘍が生じることがあるため，プロトンポンプ阻害薬などを併用する。

7．クライオセラピー[13]

抗がん剤のボーラス投与時は投与開始前10～30分間，口腔内に氷片を含む。5-FUなどの持続投与時は2～3時間おきにこれを行う。冷却による局所血管収縮・血流低下により口腔内への薬剤移行を防止することが目的である。MASCC/ISOOガイドラインでも，5-FUの静注療法を行う際に望ましい介入として推奨されている（エビデンスレベルⅡ）[9]。しかし，血流低下による抗がん剤の口腔粘膜への到達防止を目的としているため放射線治療には効果がなく，また理論的に抗がん剤の局所病変への効果を損なう可能性があることに注意が必要である。

8．その他の治療法

アルギン酸ナトリウム，アロプリノール，メシ

ル酸カモスタット，ポラプレジンク，レバミピドなどを用いた含嗽治療のさまざまな報告がある。これらは粘膜保護作用，あるいは粘膜炎発症・増悪の主たる因子となるROSフリーラジカルを中和する抗酸化作用を期待した治療法である。しかし，これらはすべて適応外使用であることに注意が必要で，効果の検証に関しては今後の無作為化比較試験の施行が望まれる。

お わ り に

CCRTに伴う粘膜炎の予防，治療に関して，まだエビデンスレベルの低いものあるいは評価の一定しないものも多く，その制御は不十分といわざるをえない現状にある。海外では組み換えヒト・ケラチノサイト増殖因子（rKGF）の週1回静脈内投与によりCCRT時のgrade 3以上の粘膜炎の頻度を低下させ，発症時期を遅延させ，発症期間を短縮する効果がプラセボコントロールの無作為化試験において認められている[14][15]が，わが国では現時点で未承認である。また，悪性腫瘍に対して増殖因子の全身投与を行うことの是非についての議論もあり[16]，わが国での承認や今後の研究が待たれる。CCRT治療に伴う粘膜炎は，患者のQOLの低下を引き起こすだけでなく治療完遂，ひいては治療成績に影響することを肝に銘じて，がん治療に携わるスタッフはその制御に努めなければならない。

文　献

1) Forastiere AA, Goepfert H, Maor M, et al. Concurrent chemotherapy and radiotherapy for organ preservation in advanced laryngeal cancer. N Engl J Med. 2003；**349**：2091-8.

2) Bese NS, Hendry J, Jeremic B. Effects of prolongation of overall treatment time due to unplanned interruptions during radiotherapy of different tumor sites and practical methods for compensation. Int J Radiat Oncol Biol Phys.

2007 ; **68** : 654-61.

3) Suwinski R, Sowa A, Rutkowski T, et al. Time factor in postoperative radiotherapy: a multivariate locoregional control analysis in 868 patients. Int J Radiat Oncol Biol Phys. 2003 ; **56** : 399-412.

4) Sonis ST. A biological approach to mucositis. J Support Oncol. 2004 ; **2** : 21-32.

5) Deorukhkar A, Krishnan S. Targeting inflammatory pathways for tumor radiosensitization. Biochem Pharmacol. 2010 ; **80** : 1904-14.

6) Sonis ST. Pathobiology of oral mucositis : novel insights and opportunities. J Support Oncol. 2007 ; **5** (Suppl. 4) : 3-11.

7) 有害事象共通用語規準v4.0日本語訳JCOG版. 2009. http://www.jcog.jp/doctor/tool/CTCAEv4J_20170912_v20_1.pdf, (accessed 2017-11-1)

8) Redding SW. Cancer therapy-related oral mucositis. J Dent Educ. 2005 ; **69** : 919-29.

9) Lalla RV, Bowen J, Barasch A, et al ; Mucositis Guidelines Leadership Group of the Multinational Association of Supportive Care in Cancer and International Society of Oral Oncology(MASCC/ISOO). MASCC/ISOO clinical practice guidelines for the management ofmucositis secondary to cancer therapy. Cancer. 2014 ; **120** : 1453-61.

10) 日本臨床腫瘍学会 (編). 粘膜障害の管理. 頭頸部がん薬物療法ガイダンス. 東京：金原出版；2015. p.32-4.

11) Peterson DE, Boers-Doets CB, Bensadoun RJ, et al ; ESMO Guidelines Committee. Management of oral and gastrointestinal mucosal injury : ESMO Clinical Practice Guidelines for diagnosis, treatment, and follow-up. Ann Oncol. 2015 ; **26** (Suppl. 5) : v139-51.

12) Yamashita T, Araki K, Tomifuji M, et al. A traditional Japanese medicine--Hangeshashinto (TJ-14) --alleviates chemoradiation-induced mucositis and improves rates of treatment completion. Support Care Cancer. 2015 ; **23** : 29-35.

13) Sorensen JB, Skovsgaard T, Bork E, et al. Double-blind, placebo-controlled, randomized study of chlorhexidine prophylaxis for 5-fluorouracil-based chemotherapy-induced oral mucositis with nonblinded randomized comparison to oral cooling (cryotherapy) in gastrointestinal malignancies. Cancer. 2008 ; **112** : 1600-6.

14) Le QT, Kim HE, Schneider CJ, et al. Palifermin reduces severe mucositis in definitive chemoradiotherapy of locally advanced head and neck cancer: a randomized, placebo-controlled study. J Clin Oncol. 2011 ; **29** : 2808-14.

15) Henke M, Alfonsi M, Foa P, et al. Palifermin decreases severe oral mucositis of patients undergoing postoperative radiochemotherapy for head and neck cancer: a randomized, placebo-controlled trial. J Clin Oncol. 2011 ; **29** : 2815-20.

16) Bossi P, Locati LD, Licitra L. Palifermin in prevention of head and neck cancer radiation-induced mucositis : not yet a definitive word on safety and efficacy profile. J Clin Oncol. 2012 ; **30** : 564-5 ; 565-7.

特集　がん治療医に聞く：実地臨床に必要な疼痛緩和の知識

パンコースト腫瘍による痛みの緩和

Palliative care for Pancoast tumors

北里大学医学部呼吸器内科　　　　　**石原未希子** Mikiko Ishihara
北里大学医学部呼吸器内科主任教授　**猶木　克彦** Katsuhiko Naoki

Key Words

■パンコースト腫瘍　　■肺尖部胸壁浸潤がん　　■superior sulcus tumors　　■superior pulmonary sulcus tumors　　■SST

Summary

●パンコースト腫瘍（SST）は治癒可能な患者から数日の経過で寝たきりとなる予後不良な患者まで，多彩な経過をとるヘテロな集団である。

●肩を中心とした疼痛は初発症状として重要であり，その後の治療における最大の焦点にもなる。

●化学放射線＋手術の集学的がん治療により，根治を期待できる。

●脊髄圧迫症状は，オンコロジー・エマージェンシーとして迅速な対処が必要である。

●SSTの患者や家族の全人的苦痛は総じて高い。診断後早期から最期まで，患者を支える緩和ケアによりその人らしく生活できるようサポートしていくことが求められている。それを実現するためには，がん治療医を中心にした複数の診療科や多職種の密な連携が不可欠である。

は　じ　め　に

　パンコースト腫瘍とは，Pancoastが1932年に肺尖部の肺がん症例を報告したことから名づけられ，"superior sulcus"すなわち第2肋骨よりも上の肺尖部胸壁に腫瘍が浸潤する病態を指す[1]。肺尖部に発症した肺がんが解剖学的に隣接する肋骨や椎体を破壊し，腕神経叢，星状神経節を侵すことで肩，上肢，胸部の疼痛や痺れ・ホルネル症候群を伴うものと定義されている。典型的な症状がすべて揃わないものも含め，superior sulcus tumors（SST）あるいはsuperior pulmonary sulcus tumorsとも称される[2]。

　SSTの大部分は非小細胞肺がんであるが，非小細胞肺がんの全体数からみると5％以下の稀な疾患であるため[2][3]，大規模な無作為化比較試験やメタアナリシスは報告されていない。しかし，複数の第Ⅱ相臨床試験で放射線，手術，化学療法を組み合わせた集学的アプローチによって約半数の患者を治癒に導くことができると報告されている。一方で本疾患は強い疼痛を認めるため，患者の苦痛を取り除き全身状態を良好に保たなければ強力な治療を受けることは困難となる。臨床試験で示されたような治療法を実施できなければ，がんが進行して予後不良となることはいうまでもない。本疾患の治療，とりわけ苦痛除去のために放射線治療科，整形外科，麻酔科に方針を相談することになり，がん治療医が"多職種のコーディネーター"としての役割を果たすことになる。

　本稿では，がん治療医の立場からみたSSTの苦痛症状およびその緩和治療に焦点を当てて概説する。

SSTの症状

最も多くみられるのは肩部痛で，徐々に首や肩甲骨部，腋窩部，前胸部，腕の尺側に拡大進行する[2]。持続性の中等度～高度の疼痛で，アロディニア（感覚異常）を伴うこともある。

腕神経叢やC8～Th1の神経根部に腫瘍が進展すると，上腕の筋力低下や筋萎縮をきたす。さらに椎体浸潤が進行し脊髄圧迫をきたすと，対麻痺などの神経症状を認めるようになる。

Horner's症候群として，交感神経節の障害により縮瞳，眼瞼下垂（眼裂狭小），顔面の発汗低下がみられる。

SSTの鎮痛ストラテジー

多くの患者の主訴である疼痛の緩和は，SST治療の最重要課題である。非ステロイド性抗炎症薬（NSAIDs）では効果不十分なケースが多いので，早めにオピオイドの導入を検討する。腕神経叢や神経根が侵される神経障害性疼痛であり，鎮痛補助薬も初期から積極的に使用する。放射線治療によってSSTの患者の75％で苦痛が改善したという報告もあり[4]，放射線治療が痛みの軽減に寄与することが示されている。著しい疼痛がありそれを取り除くことが当面の治療目標である場合，鎮痛目的の放射線治療を検討してもよい。ただし，後述の根治をめざす集学的がん治療が適応となる可能性を検討するうえで，緊急性がなければ病理検体採取や病期診断を終えてから放射線治療を開始したい。

適切な鎮痛薬の全身投与で効果が不十分な場合やオピオイドの副作用に悩まされるケースでは，麻酔科など専門家チームにコンサルトする。

集学的がん治療

がんによる症状を改善させ，患者生命に対する

がんの脅威を取り除くためには，がんの治癒が最も望ましい。米国で行われたSWOG 9416/INT 0160試験[5]では，術前治療（シスプラチン＋エトポシド＋放射線治療45Gy/25回）の奏効率は86％，完全切除割合が75％であり，生存期間中央値は36ヵ月で，5年生存率は44％であった。また，日本で行われたJCOG 9806試験[6]では，術前治療（MVP：シスプラチン＋ビンデシン＋マイトマイシン＋放射線治療45Gy/25回）の奏効率は61％，完全切除割合が68％であり，5年生存率は56％であった。これらの結果から，わが国の『EBMの手法による肺癌診療ガイドライン2016年版』では，リンパ節転移N0～1症例では術前化学放射線治療後に外科治療を行うよう勧められている（推奨グレードB）[7]。化学療法レジメンは旧来のMVPに代わり現在は白金製剤＋第3世代の新規抗がん剤が選択され，当院ではシスプラチン＋ビノレルビンを多用している。周囲組織への浸潤程度が切除可能範囲を超えている場合やN2リンパ節転移例では，局所進行がんとして根治的放射線治療（60Gy/30回）±同時化学療法が行われている[8][9]。遠隔転移を有する非小細胞肺がんでは通常は化学療法単独治療が標準療法に位置づけられているが[7]，痛みを伴うSSTの場合には遠隔転移があっても除痛をはじめとしたQOL改善を目的とし，初回治療に局所への放射線治療を行う場合もある。われわれは全身状態が良好であれば局所進行例の治療レジメンに準じた化学療法を併用している。

脊髄圧迫症状： オンコロジー・エマージェンシー

SSTの浸潤が椎体まで及んでいる場合，必ず神経症状の問診および神経診察を行い，脊髄圧迫症状の早期診断に努める。胸部以下の筋力低下や知覚障害（知覚低下，異常知覚），直腸膀胱障害などの脊髄圧迫症状を認めた場合，オンコロジー・エマージェンシーとして対処しなければならない。

特集　がん治療医に聞く：実地臨床に必要な疼痛緩和の知識

脊髄圧迫による神経症状は初期には脊髄の浮腫による可逆的な状態のこともあるが，放置すれば組織壊死が完成して不可逆的な障害となるためである。のちの機能障害の程度は，治療開始時の麻痺の程度と発症からの時間に相関する[10]。痛みは脊髄圧迫患者のほとんどに認められ，他の神経症状に先行して生じる[11]。それゆえ椎体浸潤SST患者の痛みの訴えは脊髄麻痺を未然に防ぐためのサインと捉え，できるだけ迅速な対応をとるべきである。麻痺は時間単位で進行することもあり，早期の診断と迅速な治療開始の重要性を強調したい。通常のがんの初回診断時に行うさまざまな検査(病理組織診断，FDG-PETなど)の未実施を理由に治療の開始を遅らせてはならない。ときには著しい疼痛のため検査や治療に必要な静止ができないことがあるので，1～数日以内にがん治療医として使い慣れている薬物療法で静止ができるまで鎮痛できなければ，麻酔科など専門家チームにコンサルトする。表1に，具体的な緊急対処の例を示す。

専門的鎮痛法

　当院の麻酔科では，全身投与での鎮痛に限界のあるケースで硬膜外腔・くも膜下腔への鎮痛薬投

与を検討・実施してくれる。鎮痛薬を中枢神経軸へ持続投与[12][13]する利点は，①迅速な効果発現，②全身投与に比べて鎮痛力価が高く，オピオイド投与量の低減(硬膜外モルヒネ投与は経静脈投与の10分の1，くも膜下モルヒネ投与は経静脈投与の100分の1量となる)により嘔気や便秘，眠気，せん妄などの副作用解消につながる，③局所麻酔薬の混合により神経障害性疼痛の鎮痛に有利である，などが挙げられる。一方欠点として，①カテーテルの抜けや閉塞・屈曲のトラブル対応，②尿閉，呼吸抑制や感染などの合併症管理，③消毒やポンプ交換などに各職種の習熟とマンパワーを要する点がある。経皮的硬膜外カテーテル留置による鎮痛は導入や終了が比較的容易であるため，疼痛により必要な静止ができない場合など，一時的にでも強い鎮痛効果を得たい場合によい適応となる。長期留置が必要な場合には感染のリスクが低く在宅でも使用可能なくも膜下カテーテルの完全皮下埋没への移行を検討してもよいが，前述の利点と欠点をよく勘案して療養場所の環境にあった鎮痛法を選択することが大切である。

SSTの全人的ケア

　SSTは呼吸器症状よりも先に疼痛を生じやすいことから，整形外科疾患として通院が開始され，診断までに5～10ヵ月かかるといわれている[14][15]。SSTが疑われるまでに複数の医療機関を受診する症例が実に70％とする報告もある[15]。そうした状況に患者・家族は後悔や苦悩，時に怒りや不信感を抱き，治療者との関係構築に少なからず困難が生じる。まずは，医療スタッフ全員が根気強く支持的に接することが最も重要である。SSTは疾患の特性上，医療用麻薬などの薬剤が多くなりがちで，治療を尽くしても肩部痛が残存することもある。そのため，適応障害や抑うつ，せん妄が生じやすい。病的な精神症状が疑われた際には，精神科にコンサルトして心理的ケアや薬物療法の使

表1．具体的な緊急対処の例

- ・入院
- ・NSAIDs，オピオイド，鎮痛補助薬など
- ・ベタメタゾン8mg/日(PPIを併用)
- ・整形外科と安静度*および緊急減圧手術の適応を検討
- ・放射線科と緊急放射線照射の開始を検討3Gy×10回**
- ・ビスホスホネート製剤または抗RANKL抗体
- ・排尿障害→尿道カテーテル
- ・排便障害→下剤や排便ケア

PPI：プロトンポンプ阻害薬
＊：臥位もしくはベッドアップ30°までを指示されることが多い
＊＊：予後や照射範囲によって分割回数や総線量はさまざまである

用を検討していく。

　また，脊髄圧迫による下肢麻痺が生じれば積極的がん治療が困難となり，著しく日常生活動作（ADL）が低下した状態でその後の療養場所の選択を迫られることになる。より適切な社会資源の提案をして家族の介護負担を軽減するためには，医療ソーシャルワーカーとがん治療医の間で病状や予後に関する情報が共有されていることが重要である。

文　献

1) Pancoast HK. Superior pulmonary sulcus tumor: tumor characterized by pain, Horner's syndrome, destruction of bone and atrophy of hand muscles. JAMA. 1932 ; **99** : 1391-6.

2) Arcasoy SM, Jett JR. Superior pulmonary sulcus tumors and Pancoast's syndrome. N Engl J Med. 1997 ; **337** : 1370-6.

3) Ziporyn T. Upper body pain: possible tipoff to Pancoast tumor. JAMA. 1981 ; **246** : 1759, 1763.

4) Van Houtte P, MacLennan I, Poulter C, et al. External radiation in the management of superior sulcus tumor. Cancer. 1984 ; **54** : 223-7.

5) Rusch VW, Giroux DJ, Kraut MJ, et al. Induction chemoradiation and surgical resection for superior sulcus non-small-cell lung carcinomas: long-term results of Southwest Oncology Group Trial 9416 (Intergroup Trial 0160). J Clin Oncol. 2007 ; **25** : 313-8.

6) Kunitoh H, Kato H, Tsuboi M, et al ; Japan Clinical Oncology Group. Phase II trial of preoperative chemoradiotherapy followed by surgical resection in patients with superior sulcus non-small-cell lung cancers: report of Japan Clinical Oncology Group trial 9806. J Clin Oncol. 2008 ; **26** : 644-9.

7) 日本肺癌学会（編）．EBMの手法による肺癌診療ガイドライン2016年版 悪性胸膜中皮腫・胸腺腫瘍含む．東京：金原出版；2016.

8) Furuse K, Fukuoka M, Kawahara M, et al. Phase III study of concurrent versus sequential thoracic radiotherapy in combination with mito-mycin, vindesine, and cisplatin in unresectable stage III non-small-cell lung cancer. J Clin Oncol. 1999 ; **17** : 2692-9.

9) Segawa Y, Kiura K, Takigawa N, et al. Phase III trial comparing docetaxel and cisplatin combina-tion chemotherapy with mitomycin, vindesine, and cisplatin combination chemotherapy with concurrent thoracic radiotherapy in locally ad-vanced non-small-cell lung cancer: OLCSG 0007. J Clin Oncol. 2010 ; **28** : 3299-306.

10) Tokuhashi Y, Matsuzaki H, Oda H, et al. A revised scoring system for preoperative evalua-tion of metastatic spine tumor prognosis. Spine (Phila Pa 1976). 2005 ; **30** : 2186-91.

11) Helweg-Larsen S, Sørensen PS. Symptoms and signs in metastatic spinal cord compression: a study of progression from first symptom until diagnosis in 153 patients. Eur J Cancer. 1994 ; **30A** : 396-8.

12) 服部政治，吉澤一巳，益田律子，他．がん性疼痛に対するくも膜下鎮痛法．日緩和医療薬誌．2010 ; **3** : 31-6.

13) Mercadante S. Neuraxial techniques for cancer pain: an opinion about unresolved therapeutic dilemmas. Reg Anesth Pain Med. 1999 ; **24** : 74-83.

14) Ichinohe K, Takahashi M, Tooyama N. Delay by patients and doctors in treatment of Pancoast tumor. Wien Klin Wochenschr. 2006 ; **118** : 405-10.

15) 齋藤　亘，上野　正，小川　史，他．非呼吸器症状を主訴とした肺尖部肺癌患者の検討．東日整災外会誌．2012 ; **24** : 131-5.

特集　がん治療医に聞く：実地臨床に必要な疼痛緩和の知識

皮膚浸潤・自壊による痛み・苦痛の緩和

Palliation for pain and distress from skin invasion and destruction

広島市立広島市民病院乳腺外科主任部長　**大谷彰一郎**　Shoichiro Ohtani

Key Words

■Mohsペースト　　■メトロニダゾール軟膏　　■がん性皮膚浸潤　　■QOL改善

Summary

　切除不能な局所進行がんは，がん種を問わず皮膚浸潤を呈して出血，滲出液，悪臭，接触痛などを伴い，QOLを著しく損なう。腫瘍の皮膚浸潤による自壊，出血例では止血に難渋することが多く，輸血を必要とすることもある。Mohs' chemosurgery（Mohsペースト）は，病変を化学的に固定することで腫瘍出血，疼痛，滲出液を制御し，QOLの改善に非常に有効な治療法と考えられる。また，悪臭の制御が不十分な症例ではメトロニダゾール軟膏の併用で悪臭も軽減し，さらにQOLの改善を図ることができる。切除不能局所進行がんの皮膚浸潤，自壊による痛み，苦痛に対しては，原疾患の治療に加えてMohsペーストとメトロニダゾール軟膏での治療が有効である。

は じ め に

　切除不能な局所進行がんや局所再発がんは，がん種を問わず皮膚浸潤を呈して自壊すると出血や組織の壊死・感染による悪臭を伴い，生活の質（QOL）を著しく低下させる。特に出血例では止血に難渋することも多く，輸血が必要になることもある。また，壊死・感染を伴うと特有の悪臭を放ち，本人のみならず周囲にも心理的苦痛を与える。

　原疾患の治療が皮膚浸潤，自壊による痛み，苦痛に対して最も重要かつ有効であることは異論のないところである。ただし，原疾患が治療抵抗性となった場合や合併症や全身状態によっては原疾患への治療が難しい場合も少なくない。

　本稿では，そのような場合の皮膚浸潤，自壊による痛み，苦痛の緩和に有効な対処法について解説する。病変を化学的に固定することで腫瘍出血，疼痛，滲出液を制御し，QOLの改善に非常に有効なMohs' chemosurgery（Mohsペースト）と，Mohsペーストでも悪臭の制御が不十分な症例に対して有効なメトロニダゾール軟膏についても解説する。

Mohsペースト

　MohsペーストはMohs' chemosurgeryとも呼ばれ，米国のFredric E. Mohs教授が1930年代に開発した。Mohsペーストは，主成分の塩化亜鉛の固定能と腐食能を利用し，本来は病理組織固定・採取に用いられた方法である。この機序は，亜鉛イオンが水溶液中で蛋白質を沈殿させ，これに

よって組織が腐敗をきたすためとされている[1]。Mohsペーストの本来の目的は，皮膚腫瘍などに対して病理学的所見に基づいて固定後にメスなどを用いて腫瘍病巣を必要な範囲まで切除し，正常組織を可能な限り温存することであった。最良の適応は基底細胞がんと有棘細胞がんとされ，限局した悪性黒色腫や皮膚転移にも有効である[2]。

近年日本では，わが国で入手可能な薬剤を用いてMohsペーストを調整し，緩和ケア領域で切除不能な表在腫瘍への報告が増加している。その特徴として，侵襲もほとんどなく無麻酔で腫瘍の縮小効果が期待できるだけでなく，固定による出血，滲出液，悪臭などのコントロールに優れており，患者のQOLの改善も期待できることが挙げられる[3][4]。

1. 方 法

1）Mohsペーストの組成

わが国で汎用されているMohsペーストは，塩化亜鉛飽和水溶液50mLを作成し，そこに亜鉛華デンプン10〜30g，グリセリン15mLを混合して作成する。亜鉛華デンプンおよびグリセリンの混合量により硬さの調整が可能である。亜鉛イオンによる蛋白質の沈殿作用により，組織の化学的な固定が行われる。

2）処置の手順

最初に，皮膚が自壊していない周辺の正常皮膚を保護する目的で白色ワセリンを5cm程度の幅に塗布し，約1mmの厚さでMohsペーストを腫瘍組織表面に塗布し，ガーゼで覆う。Mohsペーストはクリーム状の軟膏であるため平坦な部分でなければ流れる可能性があり，凹凸や斜めになる部分ではMohsペーストをガーゼに浸して腫瘍を被覆するようにする。腫瘍組織の表面から大血管が1cm以上離れていれば2時間を目安に化学的に固定させ，最後に生理食塩水200mL程度で洗い流して終了する。通常は軽く綿球で擦るようにして生理食塩水200mL程度で洗い流し，固まった軟膏を除去すれば十分である。1回の処置後に固定が不十分な部分があれば，同部のみにMohsペーストを塗布して24時間留置する。特に初回治療では治療中に軽度の疼痛を訴えることが多く，事前に鎮痛薬を内服しておくことが望ましい。組織の固定は作用時間が長いほど深く進行し，腫瘍表面のわずかな出血や滲出液の制御が目的であれば30分程度で十分である。施術は1人で行うことができ，外来でも施行可能である。

3）利 点

Mohsペーストは原疾患へ治療抵抗性になっても即効性で，100g約500円以下と非常に安価である。また，処置に伴う疼痛に関しても非ステロイド性抗炎症薬の内服で十分にコントロールが可能であり，今後さまざまな臨床現場に応用可能で，特に手術困難症例や腫瘍随伴症状のコントロールが必要な緩和ケアにおいても有用と考えられる。

4）注意点

周囲皮膚の保護や固定の進行による疼痛や出血の増悪の可能性もあり，適応にあたっては注意が必要である。過去の報告では，周囲皮膚にワセリンやマニキュアを塗布したドレッシング材にて被覆したとの工夫が多く報告されている[5][6]。また，周囲皮膚までペーストが染み出さないように，ペーストの粘度調整も重要である。

浅い範囲の固定で十分な腫瘍（表在性の止血が目的，滲出液のコントロール目的のみで腫瘍の乾燥が主目的の場合など）には1〜数時間の固定で十分なため，固定後すぐに水で洗い流すことも行われている。固定の深度については，ペーストを約1mmの厚さで腫瘍組織表面に塗布することにより，48時間で組織表面から約5mmの深さまで，72時間で約10mmの深さまで固定されるとされており，固定時間と塗布の状況によって調節が必要となる[7]。ただし，腫瘍の状況や発生部位，さらには環境によっても深度が異なってくる可能性があり，初期には慎重な観察が必要である。

特集　がん治療医に聞く：実地臨床に必要な疼痛緩和の知識

メトロニダゾール軟膏

メトロニダゾール軟膏は嫌気性菌に抗菌スペクトルをもち，がん性悪臭に対して使用されていたが，保険適用外で院内調整が以前より行われていた。2014年12月にはがん性皮膚潰瘍部位の殺菌・臭気の軽減を目的とした新規外用塗布薬ロゼックス®ゲル0.75％（一般名メトロニダゾール）が日本で承認された。

がん性悪臭の原因は，自壊した潰瘍の壊死過程において脂肪酸類が腐敗し，*Bacteroides fragilis* sp.や*Peptostreptococcus* sp.などの嫌気性菌による感染臭と創部からの滲出液によるものと考えられている。よって，がん性悪臭に対する治療としては嫌気性菌に抗菌スペクトルをもつメトロニダゾールなどの抗菌薬を主薬として，滲出液の吸収作用のある基剤を用いた外用製剤が効果的であると考えられ，世界保健機関（WHO）のがん疼痛治療と積極的支援ケアに関する専門委員会においても推奨されてきた[8]。メトロニダゾールの有効性に関する国内第Ⅲ相臨床試験（がん性皮膚潰瘍臭を有する乳がん患者21例を対象，1日1～2回，14日間投与）において，メトロニダゾール軟膏使用開始14日目には臭いの改善率は20/21例（95.2％）であった[9]。効果発現までの期間は使用開始後7日以内とされる。

1．方　法
1）処置の手順
病変部を微温湯で洗浄する。患部への付着防止のため，紙おむつに薄くワセリンを塗布する。紙おむつの患部にあたる部分に軟膏を塗布し，紙おむつで直接患部を覆う。ゲルの使用は1日1回とし，紙おむつが汚れたらおむつのみを交換する。手技が容易なため自宅でも簡便に使用できる。

2）利　点
現在，保険適用された市販薬ロゼックス®ゲルが使用でき，効果発現も早く，手技が容易なため自宅でも簡便に使用できる。

3）注意点
長期使用についての詳細な報告はなく，菌交代現象も懸念されるが，長期使用で効果が減弱するという報告は現在のところない。

お わ り に

局所進行性・切除不能がんによる皮膚浸潤，自壊による痛み，苦痛の緩和に対しては，原疾患の治療に加えて腫瘍出血，疼痛，滲出液，悪臭の制御にはMohsペーストが簡便かつ有効でQOL改善に大きく寄与する治療である。制御不能な悪臭に対してはメトロニダゾール軟膏を追加することでさらにQOLの改善を図ることができる。Mohsペースト，メトロニダゾール軟膏は適応範囲が非常に広く，緩和ケアにおいて考慮すべき有効な治療選択肢である。

文　献

1）Mohs FE. Chemosurgery: a microscopically controlled method of cancer excision. Arch Surg. 1941；**42**：279-95.

2）伊藤宗成，柳沢恭子，谷戸克己，他. Mohs chemosurgeryによりQOLを改善しえた転移性皮膚胸腺癌の1例. 臨皮. 2006；**60**：955-8.

3）小川久貴，増田慎三，増田紘子，他：切除不能乳癌局所病巣へのMohs paste外用の試み. 癌と化療. 2008；**35**：1531-4.

4）清水幸生，石井由紀. Mohs pasteにより出血制御が可能であった局所進行乳癌の1例.和歌山医. 2009；**60**：114-6.

5）北村昌紀，大塚正樹，藤原規広，他. Mohs chemosurgeryでQOLの改善と完全寛解を得た有棘細胞癌の1例. Visual Dermatol. 2007；**6**：736-9.

6）森　亮子，山田玉静，工藤比等志，他. Mohs ペー

ストによるchemosurgical treatmentの経験—
額部脂漏性角化症に奏効した1例. 皮膚臨床.
2007；**49**：1589-92.

7）重山昌人，大菅豊秋，大久保恒正，他. 患者の
QOL向上と薬剤師の関わり：院内製剤各種疾患
に対する特殊院内製剤設計と臨床応用：手術不
能例に対するchemosurgical treatmentへの参画.
医薬ジャーナル. 2005；**9**：2289-94.

8）World Health Organization, Geneva. Symptom
Relief in Terminal Illness. 1998. http://apps.who.
int/iris/bitstream/10665/42121/1/9241545070_
eng.pdf, （accessed 2017-11-22）

9）Watanabe K, Shimo A, Tusgawa K, et al. Safe
and effective deodorization of malodorous
fungating tumors using topical metronisazole
0.75% gel（GK567）: a multicenter, open-label,
phaseⅢ study（RDT.07.SRE.27013）. Support
Care Cancer. 2015；**24**：2583-90.

特集 がん治療医に聞く：実地臨床に必要な疼痛緩和の知識

右季肋部痛：肝胆膵がんの痛みの緩和

Right hypochondralgia: the relief of pain in hepatobiliary and pancreatic cancer

神奈川県立がんセンター消化器内科（肝胆膵）医長 **上野　誠** Makoto Ueno

Key Words

■右季肋部痛　　■肝がん　　■胆道がん　　■膵がん　　■胆囊炎

Summary

　肝胆膵領域では膵がんの腫瘍疼痛が広く知られているが，がん治療におけるさまざまな病態で疼痛が出現する。疼痛緩和にはその原因を把握することが重要であり，腫瘍疼痛以外に肝膿瘍，胆囊炎なども鑑別に挙がる。膵がんでは背部痛が出現することが多いが，胆囊炎などは右季肋部痛が出現し，疼痛鑑別の重要なヒントとなりえる。これらの病態ではドレナージが有効であり，診断，治療のタイミングが重要である。ほかにも多くの鑑別診断があり，本稿において紹介する。また，膵がんによる腫瘍疼痛では非ステロイド性抗炎症薬（NSAIDs）投与では不十分なことが多く，積極的にオピオイドを導入していくことが重要である。

は　じ　め　に

　肝胆膵領域の疼痛緩和治療では，疼痛の原因をしっかりと把握することが重要である。腫瘍由来の病態か別の病態によるものかにより対処法は変わるため，その鑑別が重要である。

　本稿では，上記病態で考えられる鑑別診断について詳細に解説する。腫瘍由来の疼痛緩和については，他部位と同様に非ステロイド性抗炎症薬（NSAIDs），必要に応じて積極的にオピオイドを使用することが一般的であり，その内容についても解説する。

疼痛部位

　肝胆膵領域での疼痛は，右季肋部痛，上腹部痛，背部痛として現れる。一般的に反跳痛は認めないが，随伴症状としての急性膵炎や胆囊炎では反跳痛を認める。また，肝胆膵がんの放散痛として右肩周囲などの疼痛を訴えることもある。

各部位での腫瘍疼痛と鑑別疾患

1．肝がん

　肝がんには，原発性の肝細胞がん，肝内胆管がんに加え，転移性肝がんも含まれる。いずれのがんにおいても通常は疼痛は生じない。しかし，腫瘍が増大し肝被膜に進展すると疼痛を生じる。疼

痛治療としてはNSAIDsで対応可能な場合もあるが，不十分な場合には積極的にオピオイドを使用する。

2．肝腫瘍破裂

肝細胞がんを代表とする多血性腫瘍が破裂すると，腹腔内出血や肝被膜下出血を生じるとともに疼痛が出現する。診断としては超音波検査，CT画像が重要であり，時に腹水穿刺を行い血性腹水を確認することもある。この場合，止血目的での肝動脈塞栓術が治療法となる。

3．肝膿瘍

肝胆膵がんの治療経過中に，肝穿刺治療，胆管閉塞などの影響で肝膿瘍を呈する場合がある。肝膿瘍の症状としては発熱と肝胆道系酵素の上昇が主であるが，膿瘍内の圧が高いと腹痛を生じる。治療は膿瘍の穿刺ドレナージであり，ドレナージ後に腹痛は改善する。特に肝門部胆管がんの手術を検討する際に門脈塞栓術での対側肝肥大を図ることがあるが，同側肝は肝膿瘍の好発部位となり注意を要する。

4．胆道がん

胆道がんは，肝がんと同様に通常は疼痛を生じない。胆管外に著しく進展した場合やリンパ節転移が著明な場合には腫瘍疼痛を生じることがある。

5．胆管炎

稀ではあるが，胆管炎で周囲に炎症が波及した場合に上腹部痛を訴えることがあり，胆道ドレナージの適応となる。胆道閉塞に伴う胆嚢腫大のみでは疼痛を生じることはない。

6．胆嚢炎

胆嚢管閉塞などで胆嚢腫大，胆嚢炎を併発した場合には右季肋部痛を認める。診断にはCT，超音波検査で胆嚢内のデブリ貯留，胆嚢壁肥厚を認めることが有用であり，経皮的胆嚢ドレナージを施行する。

7．胆道金属ステント留置後拡張時痛

胆道がんや膵がんによる悪性胆道狭窄において，しばしば胆管金属ステント（10mmや8mm径）を留置する。機序は明確でないが，金属ステントが拡張する際に疼痛を合併する場合がある。通常はステント留置後2〜3日で改善するが，NSAIDsでは管理不十分な場合も多い。また，後述の膵炎との鑑別では発症時間が重要であり，拡張時痛は留置後すぐに症状が出現する。

8．胆道金属ステント留置後膵炎

近年は，開存期間の延長が期待されることから胆管金属ステント留置の際にcovered typeと呼ばれる金属を樹脂膜で被覆したものを用いることが多い。Covered typeの留置においては乳頭切開術の併施など予防的処置も行うが，膵管の閉塞に伴い膵炎を合併することがある。膵炎の診断としては，反跳痛を伴う腹痛があること，採血上の血清アミラーゼ値の上昇が参考となる。CTでは膵の腫大や膵周囲脂肪組織の濃度上昇，液体貯留を認める。尾側膵管の拡張，膵実質の萎縮を認める膵がんでは膵炎を生じにくく，膵萎縮を伴わない胆管がんではより生じやすい。また，膵炎の発症は金属ステント留置後数時間後が多く，その時間差が胆道金属ステント留置後拡張時痛との鑑別に重要である。

9．胆道金属ステント留置後胆嚢炎

胆道金属ステント留置後，特に前述のcovered typeにより胆嚢が閉塞すると胆嚢内の胆汁排出が難しくなり，胆嚢炎をきたすことがある。症状としては右季肋部痛であり，ステント留置後数日後からの発症が特徴である。ただし右季肋部痛がわずかな場合もあり，肝胆道系酵素の上昇を伴わない発熱，炎症反応上昇では超音波検査，CTな

特集　がん治療医に聞く：実地臨床に必要な疼痛緩和の知識

どで胆嚢を評価する必要がある。

10. 胆汁性腹膜炎（経皮胆道，胆嚢ドレナージ時）

悪性胆道狭窄のドレナージは内視鏡を用いて経乳頭的に行うことが多いが，胆管挿管困難例や十二指腸狭窄例では経皮的に胆道ドレナージを行う。その際のドレナージ留置時に，胆汁が肝表面，腹腔内に漏出することで胆汁による炎症を惹起する。胆道ドレナージを留置することで，一過性のことが多いが処置後あるいは処置中に激烈な疼痛を生じる。

11. 膵がん

膵がんでは，がんの後腹膜浸潤により腫瘍疼痛を生じる。上腹部痛，背部痛などが診断の契機となる消化器がんの代表であるが，疼痛が出現した時点ですでに膵がんは膵外へ発育しており，疼痛が早期診断につながるわけではない。NSAIDsが無効な場合が多く，オピオイドを積極的に導入していくことが重要である。

12. 随伴性膵炎

膵がんの主膵管浸潤に伴い，尾側膵炎を合併することがある。反跳痛を伴う上腹部痛とともに血清アミラーゼ値の上昇が診断の一助となり，蛋白分解酵素阻害薬が有効である。通常は発症早期に生じ，経過とともに尾側膵の萎縮が生じ，症状は消失することが多い。

13. 胃十二指腸潰瘍

膵がんは診断当初から腫瘍疼痛を有し，NSAIDsを常用していることも多い。NSAIDsにより胃十二指腸の消化性潰瘍をきたし，腹痛を有することがある。その場合はプロトンポンプ阻害薬などにより抗潰瘍治療を行う。稀ではあるが，上腹部痛の鑑別診断となりえる。

膵がんを中心とした肝胆膵がんの疼痛治療

腫瘍疼痛の場合，鎮痛薬としてNSAIDsを使用し，無効な場合にオピオイド治療を行う。上腹部痛に限定しての前向き研究はないが，WHO方式がん疼痛治療法が有用であることが観察研究で示唆されている[1][2]。鎮痛薬の投与以外に，がん自体の治療として化学療法，放射線治療を行い，腫瘍が縮小すれば腫瘍疼痛は改善する。膵がんでは診断当初からオピオイドを使用していることが多いが，抗がん治療により腫瘍縮小が認められた場合オピオイドが相対的に過量となり嘔気を生じることもあり，注意を要する。

腹腔神経叢ブロックについては，系統的レビューや無作為化比較試験でオピオイド使用量の減少，便秘の改善が報告されている[3]。近年は内視鏡エコーガイド下のブロックの有用性も報告され，National Comprehensive Cancer Network (NCCN)ガイドラインでも推奨されている[4]。しかしながら，腹腔神経叢ブロックを行うためには神経叢周囲の適度なスペースがあること，進行期では痛み閾値の低下で効果が限られることなども指摘されており[5]，実臨床で行う機会は限られている。

おわりに

肝胆膵がんの疼痛について解説した。本領域ではどの薬剤を使用するかよりもどのような疼痛であるかの鑑別が重要であり，肝胆膵領域の疼痛として腫瘍疼痛以外に考えられる鑑別疾患をメインに記載した。

文 献

1）Mercadante S. Pain treatment and outcomes for patients with advanced cancer who receive follow-up care at home. Cancer. 1999；**85**：1849-58.

2）Azevedo São Leão Ferreira K, Kimura M, Jacobsen Teixeira M. The WHO analgesic ladder for cancer pain control, twenty years of use. How much pain relief does one get from using it? Support Care Cancer. 2006；**14**：1086-93.

3）Yan BM, Myers RP. Neurolytic celiac plexus block for pain control in unresectable pancreatic cancer. Am J Gastroenterol. 2007；**102**：430-8.

4）Wyse JM, Carone M, Paquin SC, et al. Randomized, double-blind, controlled trial of early endoscopic ultrasound-guided celiac plexus neurolysis to prevent pain progression in patients with newly diagnosed, painful, inoperable pancreatic cancer. J Clin Oncol. 2011；**29**：3541-6.

5）日本緩和医療学会緩和医療ガイドライン作成委員会（編）. がん疼痛の薬物療法に関するガイドライン2014年版. 東京：金原出版；2014.

特 集　がん治療医に聞く：実地臨床に必要な疼痛緩和の知識

イレウスに伴う痛み・苦痛の緩和

Palliation of pain and symptom associated with bowel obstruction

熊本大学医学部附属病院がんセンター 外来化学療法センター長　**陶山　浩一** Koichi Suyama

Key Words

■悪性腫瘍患者の消化器症状緩和　　　■イレウスの診断　　　■イレウスの症状緩和

Summary

　悪性腫瘍患者においては，さまざまな理由でイレウスをきたすことがある。機序による正確な診断とそれに基づく適切な対処が必要であることは一般的なイレウスと同様に重要であるが，悪性腫瘍患者においては患者の状態やperformance status（PS），予想される生命予後などの因子を加味した特殊な対応が必要とされる。特に侵襲的な外科的処置や胃管・イレウス管の留置については，慎重に適応を判断しないと終末期の患者に無用な苦痛を与える結果になってしまうこともある。現実的には，薬物療法が中心の対応となる場合も多い。悪性腫瘍患者の診療に関わる医療者は，そういった状況を念頭に置いてイレウスの症状に対応する必要がある。

は じ め に

　イレウス（腸閉塞）は，その成因から一般的に癒着性，閉塞性，麻痺性，絞扼性に分類される。いずれも腹部膨満感，嘔気・嘔吐，腹痛などを伴うことが多い。保存的治療や外科的手術により対処することで根本的なイレウス解除ができれば症状緩和につながるが，悪性腫瘍を有する患者においては病気の状況や全身状態から根本治療が困難なことも多い。そのため，対症療法で苦痛の緩和を図らざるをえない場合も多くある。

　本稿では，悪性腫瘍に伴うイレウスの特徴やその対処法に関して概説する。

悪性腫瘍患者におけるイレウスの特徴

　490人の悪性腫瘍患者を観察したコホート研究では，閉塞部位について腸管外からの閉塞，小腸閉塞，大腸閉塞はそれぞれ16％，64％，20％であった[1]。悪性腫瘍患者であっても，小腸閉塞の主原因は過去の手術歴による「良性の原因（癒着や狭窄，絞扼など）」が多いとされる。その一方で，腸管外からの閉塞や大腸閉塞は主として腫瘍そのものが原因となる場合が多い。前者の例としては腹膜播種の腸管への浸潤・増大に伴う閉塞，腸間膜全体の腹膜播種による麻痺性イレウスがあり，後者の例としては大腸がんによる閉塞性イレウスがある（表1）。

　その背景に悪性疾患が存在するか否かはイレウ

表1. 悪性腫瘍患者における腸管通過障害の原因

原因	機序
便秘	硬まった便，頑固な便秘
癒着	悪性腫瘍，術後，放射線照射後
腫瘍	単発もしくは多発，浸潤・閉塞，外部からの圧迫
巻き込み	腫瘍周囲，癒着部周囲
麻痺性	薬物，腹膜炎，腹腔内出血
腹水	大量腹水による圧潰
良性腫瘤	膿瘍，炎症性腫瘤　　など

表2. 腸管通過障害の症状と障害部位による特徴

症状	胃〜近位小腸	遠位小腸〜大腸
嘔吐	胆汁性，水様性，大量，あまり臭わない	固形物多め，少量，やや強い臭い
疼痛	早期から，心窩部の間欠的な腹痛	内臓痛，痙攣
腹部膨満	出現しないことも多い	出現することが多い
食思不振	出現することが多い	出現しないこともある

ス発症時の症状からは判断できない場合が多く，まずは通常のイレウスとして鑑別・対処していく。その過程で大腸の閉塞性イレウスを疑った場合には，まずは大腸がんの存在を念頭に置く必要がある。臭気の強い嘔吐物，単純X線での小腸全体の拡張像と結腸ガス像の途絶などが大腸の閉塞性イレウスの手がかりとなる。腹膜播種による麻痺性イレウスの場合は事前に悪性腫瘍の確定診断がついている場合が多く，それまでの症状経過からある程度推測できる場合が多い。

　イレウスの頻度が多いがん種は，卵巣がん・大腸がん・胃がんといった腹部骨盤腔由来のものが多いとされている。

代表的な症状

　イレウスの症状として，一般的に嘔気・嘔吐，腹痛，腹部膨満，食思不振がある。いずれも腸管通過障害により生じうる症状であるが，閉塞部位によって症状発現のしかたが異なることがある（表2）。また，絞扼をきたしている場合には腸管虚血や穿孔による症状が強く出ることも多く，原則的には外科的手術の適応となる。

　近位小腸までの上部消化管閉塞の場合には，口腔から閉塞部位までの距離が短いために早期から嘔吐（大量，時に噴水状），腹痛，食思不振といった症状が出やすい。腹部膨満は生じないこともある。一方，遠位小腸以遠の下部消化管閉塞の場合には腹部膨満はほぼ必発である。大腸がんなどの悪性腫瘍そのものによる閉塞性イレウスの場合は，この下部消化管閉塞ということになる。

診断法

　上記の症状からイレウスを疑い，診断に移る。

1. 理学所見

　視診による腹部の膨隆，聴診による蠕動音の聴取（代表的には金属音），触診による腹部所見，発熱の有無などに留意する。特に腹部の触診による

特集　がん治療医に聞く：実地臨床に必要な疼痛緩和の知識

圧痛の程度，反跳痛などの腹膜刺激症状の有無は重要で，絞扼や穿孔といった外科的処置の絶対適応となる可能性がある。

2．血液学的所見

電解質異常，炎症反応やアシドーシスの有無，クレアチンキナーゼ(CK)や乳酸脱水素酵素(LDH)の上昇，栄養状態などに留意する。

3．画像所見

1）単純X線撮影

簡便，低侵襲，低コストであり，まず第一に行うべきものである。少なくとも2ヵ所の空気貯留を呈するhigh gradeな小腸閉塞であれば，高感度に診断が可能とされる[2]。それよりも軽度な腸閉塞はCTのほうが診断精度は高い。

2）腹部CT

イレウスを疑った場合には通常施行する。可能な限り造影を行ったほうが，その後の治療方針に関わる判断がより容易となる[3]。CTにより腸管閉塞の有無，閉塞部位の特定，閉塞の程度の判定，虚血や穿孔の有無などが診断可能である。これにより，速やかに外科的処置に移行すべきか保存的処置で経過観察を行うべきかの判断ができる。さらに，悪性腫瘍患者の場合，原発巣や転移巣の発見・評価も可能となる。

3）腹部超音波

イレウスのときには腹部ガス貯留により観察不良なことが多い。しかしながら，拡張腸管内が液体で満たされていれば，いわゆるkeyboard signやto-and-fro signにより診断の一助となる。また，少量の腹水も発見可能である。

対　処　法

悪性腫瘍患者であっても，原則は通常のイレウス患者と同様の対応を行う。ただし，個々の患者における体調やperformance status(PS)，がんの進行度，予期される生命予後，患者自身の希望などを加味して治療の適応を慎重に検討しなくてはならない。特に外科的処置の適応に関しては，外科医や内科・腫瘍内科医，担当看護師や医療ソーシャルワーカーなども含めた多職種，場合によっては患者本人やその家族まで含めて議論したうえで決定するのが理想である[4]。

対処法は，外科的処置と内科的処置に大別される。前述の490人の悪性腫瘍患者を対象としたコホート研究では，49％の患者が内科的処置，32％の患者が外科的処置を受けていた。生存期間中央値は125日，全体の42％の患者は外科コンサルト後90日以内に死亡していた。しかしながら，内科的処置を受けた患者と比較して外科的処置を受けた患者で死亡率は増加していなかった(ハザード比(HR)0.87)[1]。

1．外科的処置

腹膜刺激症状，明らかな穿孔所見，腸管虚血の所見がなくても，イレウスの患者は外科的処置の適応を検討する必要がある。ただし，悪性腫瘍患者においては多くの場合，解剖学的あるいは臨床的な理由により外科的介入のベネフィットは乏しいと判断される。いくつかの臨床的因子から悪性腫瘍患者におけるイレウスの30日以内の死亡率と外科的介入のベネフィットを予測するノモグラムが提唱されている[5]。本稿では，具体的な外科的介入方法については割愛する。

2．内科的処置

悪性腫瘍患者におけるイレウスの多くは，内科的処置による症状緩和が適応となる。具体的には，大腸ステント，胃管やイレウス管留置による減圧，補液，制吐薬，ステロイド，抗コリン薬，ソマトスタチンアナログ製剤といった方法がある。

1）大腸ステント

何らかの理由で切除困難な場合，もしくは緩和的切除の適応となる患者は代替として大腸ステン

トが適応となりうる。短期的には9割以上の患者で症状改善に寄与するが，長期的には効果は持続せず，どこかで再留置が必要となることが多い[6]。また，外科的切除の適応となる患者に対してステントを選択した場合の効果については，効果がやや劣り生存には寄与しないとするメタアナリシスのデータがある[7]。同解析では，30日以内の死亡率と化学療法開始の期間はステント群で有利な結果であった。いずれにしても，切除可能な患者に対するステント留置の適応は慎重に検討しなくてはならない。

2）腸管の減圧

経鼻的な胃管留置は，嘔気・嘔吐や腹痛などの症状緩和に寄与することが多い。ただし，長期の留置は患者の苦痛や誤嚥，食道炎，出血のリスクを増大させるため推奨されない。あくまで一時的な処置であり，長期に及ぶ場合には胃瘻からの減圧が推奨される。わが国ではイレウス管による減圧が行われることも多い。イレウス患者に対する胃管とイレウス管の効果を比較したところ両者に差がなかったとする報告があるが[8]，実臨床では特に癒着性イレウスにおいてイレウス管によるイレウス改善はよく経験する。また，直腸がんによる閉塞性イレウスでは経肛門的イレウス管も症状緩和に有効である。ただし，胃管，イレウス管を留置するのは患者にとっては苦痛を伴うため，予測される予後が短い場合にはいたずらに留置することなく薬物療法による症状緩和を優先すべきである。

3）薬物療法（表3）

ソマトスタチンアナログ製剤（オクトレオチド），制吐薬（ハロペリドール，オランザピン，メトクロプラミド），抗コリン薬（スコポラミン），ステロイドなどを用いて症状緩和を図る。

ソマトスタチンアナログ製剤は，胃，膵，小腸からの消化液分泌を抑制することで腸管拡張を軽減し，腹部膨満による症状を緩和する。いくつかの臨床研究により抗コリン薬よりも効果が高い可能性が示唆されており，嘔吐の軽減効果は60％以上とする報告がある[9]。

制吐薬として腸管蠕動促進薬であるメトクロプラミドは頻用され，制吐効果も見込めるが，腸管の完全閉塞の場合には避けるべきである。ドパミン（D_2）受容体拮抗薬であるハロペリドールは，

表3．症状緩和に用いられる薬剤（鎮痛目的のオピオイド・NSAIDsなどは除く）

薬剤名	機序	用法（参考）
オクトレオチド（サンドスタチン®）	消化液分泌抑制	$300\mu g$/日を持続皮下注
ハロペリドール（セレネース®）	ドパミン（D_2）受容体遮断	0.25〜0.5A/日を持続皮下注
メトクロプラミド（プリンペラン®）	ドパミン（D_2）受容体遮断，腸蠕動促進	1A静注
オランザピン（ジプレキサ®）	ドパミン（D_2）受容体遮断	2.5〜5mg内服（本邦適応外），糖尿病患者には禁忌
ブチルスコポラミン（ブスコパン®）	腸管蠕動抑制（制吐・鎮痛効果）	0.5〜1A筋注
デキサメタゾン（デキサート®）	機序不詳（制吐や浮腫軽減効果の可能性）	3.3〜6.6mg 点滴静注，朝

特集　がん治療医に聞く：実地臨床に必要な疼痛緩和の知識

悪性腫瘍によるイレウスの場合には第一選択とされている。オランザピンの効果もわが国から報告されているが[10]，糖尿病を有する患者には禁忌である。

抗コリン薬のスコポラミンは貼付剤が米国で用いられている。わが国ではブチルスコポラミンやアトロピンを用いることがある。腸管蠕動を抑えることで鎮痛，制吐効果が期待できる。

エビデンスは乏しいが，実臨床上はステロイドも有用なことが多い。National Comprehensive Cancer Network（NCCN）のガイドラインでは，デキサメタゾン60mg/日までを単独あるいはオピオイドやその他の制吐薬と組み合わせて用いること，3〜5日で効果がなければ中止することを推奨している。わが国の『がん患者の消化器症状の緩和に関するガイドライン（2011年版）』では，推奨グレード2C（「行う」，弱い推奨）とされている。

おわりに

終末期を迎えつつある悪性腫瘍患者にとって，イレウス症状は相当な苦痛をもたらすものである。適切な評価を行い，薬物療法を中心とした適切な介入を行うことで可能なかぎり苦痛を軽減し，安らかな最期を迎えていただくことが，ほかの苦痛症状の緩和と同様に最優先とすべきことであろう。

文　献

1）Pujara D, Chiang YJ, Cormier JN, et al. Selective approach for patients with advanced malignancy and gastrointestinal obstruction. J Am Coll Surg. 2017；**25**：53-9.

2）Thompson WM, Kilani RK, Smith BB, et al. Accuracy of abdominal radiography in acute small-bowel obstruction: does reviewer experience matter? AJR Am J Roentgenol. 2007；**188**：W233-8.

3）Maung AA, Johnson DC, Piper GL, et al ; Eastern Association for the Surgery of Trauma. Evaluation and management of small-bowel obstruction: an Eastern Association for the Surgery of Trauma practice management guideline. J Trauma Acute Care Surg. 2012；**73**（5 Suppl. 4）：S362-9.

4）Ferguson HJ, Ferguson CI, Speakman J, et al. Management of intestinal obstruction in advanced malignancy. Ann Med Surg （Lond）. 2015；**4**：264-70.

5）Henry JC, Pouly S, Sullivan R, et al. A scoring system for the prognosis and treatment of malignant bowel obstruction. Surgery. 2012；**152**：747-56.

6）Abbott S, Eglinton TW, Ma Y, et al. Predictors of outcome in palliative colonic stent placement for malignant obstruction. Br J Surg. 2014；**101**：121-6.

7）Zhao XD, Cai BB, Cao RS, et al. Palliative treatment for incurable malignant colorectal obstructions: a meta-analysis. World J Gastroenterol. 2013；**19**：5565-74.

8）Fleshner PR, Siegman MG, Slater GI, et al. A prospective, randomized trial of short versus long tubes in adhesive small-bowel obstruction. Am J Surg. 1995；**170**：366-70.

9）Mercadante S, Porzio G. Octreotide for malignant bowel obstruction: twenty years after. Crit Rev Oncol Hematol. 2012；**83**：388-92.

10）Kaneishi K, Kawabata M, Morita T. Olanzapine for the relief of nausea in patients with advanced cancer and incomplete bowel obstruction. J Pain Symptom Manage. 2012；**44**：604-7.

特集 がん治療医に聞く：実地臨床に必要な疼痛緩和の知識

後腹膜浸潤による痛み・苦痛の緩和

Palliation of pain and symptom associated with retroperitoneal invasion

浜松医科大学泌尿器科学講座教授　三宅　秀明　Hideaki Miyake

Key Words

■後腹膜浸潤　　　■悪性腫瘍　　　■疼痛　　　■尿路症状

Summary

　泌尿器，消化器および婦人科領域などのさまざまな悪性腫瘍が原因で後腹膜浸潤に伴う痛み，苦痛は起こりうるが，その頻度は決して低いものではない。後腹膜腔には腎臓，尿管および膀胱により構成される尿路が存在し，悪性腫瘍による浸潤が進行すれば血尿，尿路閉塞，腎後性腎不全，尿路感染症および膀胱部痛などのきわめて多彩な尿路症状の発症が必発である。また，これらの尿路症状を緩和するためには，カテーテル留置などをはじめとした高度かつ専門的な泌尿器科的処置を適切なタイミングで施行することが求められる。以上より，後腹膜浸潤に伴う痛み，苦痛に対しては，一般的ながん疼痛に対する治療はもちろんのこと，尿路症状に対する専門的な処置にも精通することが重要である。本稿では，悪性腫瘍の後腹膜浸潤に伴って発症しうる特有の症状に焦点を当て，それらに対して臨床医がとるべき対応策を実践的な視点から解説する。

は じ め に

　後腹膜浸潤の原因となる悪性腫瘍としては，泌尿器系がん（腎細胞がん，腎盂・尿管がん，膀胱がん，前立腺がんなど）に加え，消化器系がん（胃がん，膵がん，大腸がん，直腸がんなど）および婦人科系がん（子宮がん，卵巣がんなど）が挙げられる。これらのがんは，直接浸潤のみならずリンパ節転移，播種，ダグラス窩転移などをきたすことで痛み，苦痛の原因となりうる。また，後腹膜腔に存在する主な臓器は腎臓，尿管および膀胱から構成される尿路であるため，悪性腫瘍の後腹膜浸潤が進行すると多彩な尿路症状が必発するが，

それらに対しては専門的な泌尿器科的処置を要することが少なくない。したがって，後腹膜浸潤に伴う痛み，苦痛に対して適切な処置を施すためには，一般的ながん疼痛マネジメントとともに尿路症状対策に精通することが必要となる。

　本稿では，悪性腫瘍の後腹膜浸潤が原因として発症する症状のうち，疼痛に関する一般的な記載は最小限に止め，尿路に関連した諸症状に焦点を当て，その症状別に病態生理，診断および治療法などを実践的かつ多角的に解説する。

疼 痛

　悪性腫瘍の後腹膜浸潤により発症する疼痛に対

特集　がん治療医に聞く：実地臨床に必要な疼痛緩和の知識

しても，一般的ながん疼痛に対するマネジメントを行うのが原則である。つまり，問診，身体所見および画像診断などに基づいて疼痛の原因，病態を総合的に評価し，原因治療，薬物および非薬物療法を包括的に実施することが肝要である[1]。ただし，後腹膜浸潤による疼痛のなかには尿路閉塞による疼痛あるいは膀胱部痛・膀胱痙攣などの尿路に特有の疼痛が含まれており，これらに対してはカテーテル管理を含む特殊な処置をしばしば要することに留意が必要である。また，がんの浸潤によるものではなく放射線療法あるいは化学療法が原因となって尿路に特有の疼痛が発生することもあり，尿路症状を併発する疼痛に対策を講じる際にはこの点を常に念頭に置くべきである。

血 尿

血尿は顕微鏡的血尿と肉眼的血尿の2種類に分類されるが，後腹膜浸潤に伴って出現し臨床的に問題となるのは後者である。原因となる悪性腫瘍は，腎細胞がん，腎盂・尿管がん，膀胱がん，前立腺がんなどの泌尿器系がん以外にも，婦人科系がん，消化器系がんなどが挙げられる。緩徐な出血であっても長期間持続すれば貧血が進行し，全身倦怠感，呼吸困難感などの諸症状を呈する可能性がある。また，肉眼的血尿は膀胱などの尿路内で凝血塊を形成し，尿の排泄を妨げることがある。特に凝血塊が膀胱内に充満し膀胱タンポナーデとなると強い尿意と下腹部痛が生じ，患者に多大な苦痛をもたらす。一方，凝血塊により尿管が閉塞すると閉塞部位よりも上方の尿路内圧が上昇し，主に腎部疼痛として自覚される。

血尿の診断に際してはCTが広範囲な尿路の描出に優れ，有用である。超音波検査は非侵襲的に簡便に施行することが可能であり，尿管などの描出には限界があるものの凝血塊による尿路の閉塞に伴って出現する上部尿路の拡張，膀胱タンポナーデとなり膀胱内に充満した凝血塊の検出など

には有効である。下部尿路由来の血尿の診断には尿道膀胱鏡が頻用されるが，検査に一定の疼痛と羞恥心を伴うため，適応は慎重に判断する必要がある。しかし，尿道膀胱鏡を施行することにより，直接出血点が確認できるばかりではなく同時に電気焼灼を行い止血しうる可能性もあり，その有用性は高い。

治療可能な病変であれば積極的に原因の除去に努めることも考慮する場合があるが，治療の適応は病変の進行度，患者の全身状態などを考慮して総合的に決定する必要がある。血尿が高度になり尿路あるいは留置カテーテルの閉塞をきたす場合は，まず3way尿道留置カテーテルを用いて生理食塩水による膀胱内持続灌流療法を選択することになる。同治療法は，適切な灌流速度を設定して施行することにより凝血塊による閉塞予防に有効である。薬物療法としては，膀胱内からの出血を止血する目的でミョウバン，硝酸銀およびホルマリンなどの膀胱内注入療法が試みられることがあるが，いずれも保険適用外であり広く普及するには至っていない。

非薬物療法としては，放射線療法，塞栓術および手術療法などが選択されることがある。放射線療法は膀胱がんあるいは膀胱内に浸潤した悪性腫瘍による出血のコントロールに対して施行されることがあり，一般的には総計30〜50Gyが照射され，血尿を呈する患者の割合を有意に低下させたとの報告もある[2]。また，膀胱あるいは腎臓からの出血に対してそれぞれの支配動脈の塞栓術を施行することがある。塞栓術は，有効性とともに塞栓術後症候群および間歇跛行などの特有の合併症が発症する可能性があり，注意を要する[3]。手術療法としては，血尿の原因となっている病変に対して内視鏡的に止血術を実施することがあるが，その適応は泌尿器科専門医の判断に委ねられる。内視鏡手術によっても止血が困難な際には膀胱全摘除術あるいは尿路変向術が施行されることもあるが，侵襲の大きさ，合併症の頻度などを考慮す

ると，血尿のコントロールを主目的にこれらの手術を選択することには慎重な判断が求められる。

下部尿路症状

排尿機能に何らかの異常をきたして起きる症状を下部尿路症状と呼ぶが，これには排尿症状，蓄尿症状，排尿後症状など，多彩な病態が含まれる。下部尿路そのものに発生した悪性腫瘍も含め，悪性腫瘍による下部尿路への浸潤が原因となる下部尿路症状のなかでは，排尿困難，尿閉，頻尿，尿失禁などの頻度が高い。

悪性腫瘍の浸潤に伴う排尿症状に対する薬物療法に関する報告は認められず，現状では排尿困難および尿閉における一般的なエビデンスに基づいて薬物療法を施行するのが妥当であると考えられる。しかし，進行した悪性腫瘍による排尿症状は現疾患の進展，尿路系合併症，年齢および併用薬などが複雑に影響しており，一般的なエビデンスに従った対応が困難な場合も珍しくないことに留意が必要である。薬物療法以外では，前立腺がんの進展による尿閉に対して施行された経尿道的レーザー蒸散，経尿道的前立腺切除術に関する報告が散見されるが，再手術あるいはカテーテル留置が必要となることが多く，これらの効果は限定的であるとされている[4][5]。前立腺がん以外の悪性腫瘍が原因で発症する尿閉に関する報告は認められず，これらに対しては女性例も含めて尿道カテーテル留置の選択が妥当であると考えられるが，経尿道的なカテーテル管理に支障をきたす場合は膀胱瘻の造設を考慮する必要がある。

悪性腫瘍の浸潤による頻尿，尿失禁に対する治療に関する検討も十分にはなされていない。これらに対しては，基本的に過活動膀胱とは異なる病態であることを踏まえつつも，病勢，原疾患に対する治療効果，全身状態などを慎重に考慮しながら過活動膀胱に対する標準的な指針に則って症状の緩和をめざすことになる。悪性腫瘍の浸潤によ

り頻尿，尿失禁を呈する患者においては，治癒を最終目的とせず苦痛の緩和，QOLの改善をめざすべきであり，その視点からはまず行動療法の実施が推奨される。具体的には，水分摂取量の調整，便秘治療などの生活指導に加え，膀胱訓練，骨盤底筋訓練などを考慮することになる。頻尿，尿失禁の症状が重症化すると，抗コリン薬あるいはβ_3受容体作動薬を用いた薬物療法を速やかに併用することが求められる。ただし，悪性腫瘍の進展度によっては特に抗コリン薬による口渇，便秘などの有害事象が重篤化することもあり，減量も含めた投与量の調整を検討する場合もある。

上部尿路閉塞

上部尿路の尿流を直接妨げる可能性のある悪性腫瘍としては，腎盂・尿管がんおよび頻度は低いが腎細胞がんが挙げられるが，その多くは片側性である。また，膀胱がん，前立腺がんなどが膀胱近傍を閉塞し上部尿路閉塞に至ることも珍しくはなく，この場合は両側性に発症することもある。泌尿器系以外の悪性腫瘍では消化器および婦人科系の悪性腫瘍の進行により発症する上部尿路閉塞例にしばしば遭遇するが，これらは腫瘍の尿路への直接浸潤以外にもリンパ節転移，後腹膜播種，ダグラス窩転移などが原因となりうる。両側性に上部尿路閉塞をきたす場合には腎後性腎不全に至ることもあり，多くは急性もしくは亜急性に発症するが，適切な処置を施行すれば腎機能障害は可逆性に一定の改善を認めることが多い。

上部尿路閉塞およびそれに伴う腎後性腎不全は，腎盂内圧上昇による背部痛，尿量減少，浮腫を伴う体重増加，腎盂腎炎による発熱などの症状を呈するが，血液検査にて腎機能低下あるいは画像検査による水腎症などの所見を呈することにより偶然診断されることもある。腎機能の低下および両側水腎症を同時に認める場合は腎後性腎不全と判断されるが，悪性腫瘍の終末期には両側水腎

症が存在しても脱水などのさまざまな要因の影響により腎前性あるいは腎性腎不全を併発している可能性もあり，注意を要する。上部尿路閉塞を呈する症例の診断手順は複雑であるが，その概要を図1に示す。

　上部尿路閉塞およびそれに伴う腎後性腎不全に対しては，まず尿路の閉塞を解除して尿流の確保に努めることが求められる。悪性腫瘍の浸潤が原因の場合，現疾患の治療には一定の期間を要するか治療そのものが困難であることが多く，緊急処置として経尿道的内視鏡下操作による尿管ステントの留置あるいは経皮的超音波ガイド下の腎瘻造設が選択される。いずれも両側水腎症に対して施行されることが多いが，その際には良好な腎機能を有する側の腎に施行されるのが一般的である。ただし，両側に何らかの症候を伴う場合や化学療法が予定されている場合などには両腎に施行されることもある。これまでに悪性腫瘍の浸潤に伴う上部尿路閉塞に対して上記の泌尿器科的処置の意義を検討する無作為化比較試験は行われていないが後ろ向き研究の報告は散見され，それらによると上部尿路閉塞に対する泌尿器科的処置は腎不全を含む関連症状の緩和に寄与する可能性が強く示唆されている[6)7)]。また，尿流の確保のため尿管ステント留置あるいは腎瘻造設のいずれが適切な処置であるかに関しては明確な結論は得られていないが，表1にそれぞれの特徴を要約して提示する。なお，長期予後が期待される症例のなかで，自然排尿に苦痛を伴う場合などは回腸導管あるいは尿管皮膚瘻造設術などの尿路変向術が考慮されることもある。

膀胱部疼痛・痙攣

　膀胱部の疼痛や痙攣は下腹部から恥骨付近にかけて自覚されることが多く，頻尿，尿意切迫，急性尿閉などの排尿症状を伴うこともある[8)]。また，これらは一過性から持続性，不快感，鈍痛あるいは鋭く強い痛みまで，多彩な症状を呈することが知られている。悪性腫瘍の浸潤による膀胱部疼痛・痙攣の原因としては，膀胱がん，前立腺がん，直腸がん，子宮がん，卵巣がんなどの局所病変が膀

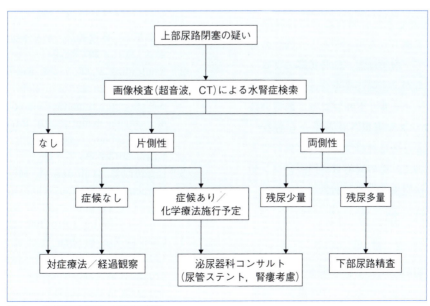

図1．上部尿路閉塞の診療手順

表1. 上部尿路閉塞に対する泌尿器科的処置の特徴

	利　点	欠　点
尿管ステント留置	体内留置でありbody imageが良好 交換期間が3〜4ヵ月と長い 不慮の理由による抜去の頻度が低い	交換時の疼痛が強い ステント留置が不可能な場合がある ステント閉塞の頻度が高い 感染，膀胱刺激症状の原因となる
腎瘻造設	交換操作が容易 交換時の疼痛が軽度 直接造影検査などが施行可能	体外にカテーテルが露出し，蓄尿バッグも必要 造設時に重篤な合併症が発生する可能性あり 不慮の理由による抜去の頻度が高い 交換期間が約1ヵ月と短い

胱に直接浸潤をきたす場合と，膀胱知覚神経への浸潤あるいは転移による場合に大別される。診断に際しては，急性尿閉，感染症，膀胱内留置カテーテルあるいは尿管ステントによる刺激などが原因となることもあり，注意を要する。

　悪性腫瘍の浸潤による膀胱部疼痛・痙攣を対象とした薬物療法に関する報告は認められない。したがって，原疾患に対する各種治療を施行するとともにオピオイドあるいは非オピオイドを用いたがん疼痛に対する一般的なマネジメントを行うことが原則となる。しかし，薬物療法により十分な鎮痛効果が得られない場合あるいは有害事象のため薬物療法が継続できない場合などには神経ブロックの適応が考慮される場合がある。膀胱の神経支配に基づいて下腹神経叢，仙骨神経のブロックが主に行われるが，会陰部痛を合併している症例に対してはフェノールサドルブロックあるいは不対神経節ブロックが選択される場合もある[9]。しかし，病態によっては神経ブロックが施行できない場合もあるので，その適応は専門医にコンサルトして慎重に決定する必要がある。

お わ り に

　悪性腫瘍の後腹膜浸潤による疼痛を含む種々の苦痛を伴う特有の症状を中心に，その病態，診断および治療法を実践的な視点から概説した。後腹膜腔に存在する主な臓器が尿路を構成することから，悪性腫瘍が後腹膜浸潤をきたし，その結果発症する諸症状に対しては内視鏡操作を含む高度に専門的な泌尿器科的処置を要することが珍しくない。したがって，後腹膜浸潤に伴う痛み，苦痛を緩和するためには，がん疼痛に対する一般的な治療のみならず尿路症状に対する専門的な知識の修得にも努め，適切なタイミングで泌尿器科専門医と治療指針を多角的に検討することが重要であることを強調したい。

文　献

1) 木原里香, 木澤義之. がん疼痛のマネジメント. 泌外. 2016；**29**：223-9.

2) Kouloulias V, Tolia M, Kolliarakis N, et al. Evaluation of acute toxicity and symptoms palliation in a hypofractionated weekly schedule of external radiotherapy for elderly patients with muscular invasive bladder cancer. Int Braz J Urol. 2013；**39**：77-82.

3) Liguori G, Amodeo A, Mucelli FP, et al. Intractable haematuria: long-term results after selective embolization of the internal iliac arteries. BJU Int. 2010；**106**：500-3.

4) Chen D, Xue B, Shan Y, et al. GreenLight HPS 120-W laser photoselective vaporization of the prostate as early therapy for acute urinary retention in advanced prostate cancer patients. Lasers Med Sci. 2013；**28**：1339-44.

5) Crain DS, Amling CL, Kane CJ. Palliative transurethral prostate resection for bladder outlet obstruction in patients with locally advanced prostate cancer. J Urol. 2004；**171**：668-71.

6) Kanou T, Fujiyama C, Nishimura K, et al. Management of extrinsic malignant ureteral obstruction with urinary diversion. Int J Urol. 2007；**14**：689-92.

7) Lapitan MC, Buckley BS. Impact of palliative urinary diversion by percutaneous nephrostomy drainage and ureteral stenting among patients with advanced cervical cancer and obstructive uropathy: a prospective cohort. J Obstet Gynaecol Res. 2011；**37**：1061-70.

8) Gulati A, Loh J, Puttanniah V, et al. The use of combined spinal-epidural technique to compare intrathecal ziconotide and epidural opioids for trialing intrathecal drug delivery. Pain Manag. 2013；**3**：123-8.

9) Slatkin NE, Rhiner M. Phenol saddle blocks for intractable pain at end of life: report of four cases and literature review. Am J Hosp Palliat Care. 2003；**20**：62-6.

特集 がん治療医に聞く：実地臨床に必要な疼痛緩和の知識

下腿浮腫による痛み・苦痛の緩和
Pain relief care for lower leg edema

京都大学医学部附属病院産科婦人科講師　　**濱西　潤三** Junzo Hamanishi
京都大学大学院医学研究科人間健康科学系専攻助教　　**井沢　知子** Tomoko Izawa

Key Words

■下肢リンパ浮腫　　　■婦人科手術　　　■症状緩和　　　■複合的治療

Summary

　下肢リンパ浮腫は，しばしばがん治療の後遺症として長期間にわたり患者のQOLに影響を及ぼすことがあり，下肢の重だるさは日常生活に支障をきたすこともある。また，下肢リンパ浮腫は0期からⅢ期まで次第に進行し，重症となれば下肢浮腫の部位に疼痛が生じる場合もあるため，診断は注意深く行う必要がある。特に疼痛を伴う場合は，下肢静脈血栓症や下肢リンパ管炎の除外診断が重要である。また，下肢リンパ浮腫は保存的な理学療法を行うことが第一選択であり，適切なスキンケアや用手的リンパドレナージ，圧迫療法，運動療法を適宜行い，患者のセルフケア支援を行うことが重要である。一方で根治的治療として外科的手術も試みられているが，エビデンスが少なく今後の検討が期待されている。

リンパ浮腫の定義

　リンパ浮腫は「リンパ管の輸送障害によりリンパ液の運搬能力が低下して，間質内の血漿由来の蛋白や免疫細胞が移動せず貯留すること」と定義されている（国際リンパ学会（ISL））。一度発症すると完治は難しく，生涯にわたってセルフケアをしつづけなければならないことが多い。リンパ浮腫の実態は，何らかの理由でリンパ管内に回収されなかったアルブミンなどの蛋白を高濃度に含んだ体液が間質に貯留したものである。したがって，さまざまな理由で生じるいわゆる浮腫（水分の貯留）とは異なる病態である[1]。

診　断

　医学的なアセスメントとして，浮腫を生じるすべての疾患から鑑別してリンパ浮腫の確定診断を得るほかに，その原因を特定してその他の原因を除外しなければならない。表1に，鑑別診断を行ううえで除外が必要な疾患を示す。
　リンパ浮腫と診断された場合，さらに大きく分けて原発性（一次性）と続発性（二次性）に分けられる。原発性（一次性）リンパ浮腫は，リンパ管の先天的な異常（閉塞・低形成・過形成）やリンパ管の異常（リンパ節の線維化や無発育）などに起因するものであり，一般に小児科領域の疾病であるためこれらは日常臨床では稀なケースであり，婦人科

特集　がん治療医に聞く：実地臨床に必要な疼痛緩和の知識

領域ではほとんどみることはない。

　一方，続発性(二次性)リンパ浮腫はがん治療(リンパ節郭清・放射線治療後・化学療法後)によるものや，がんの進行(リンパ節転移や腫瘍によるリンパ節閉塞)，大伏在静脈切除によるリンパ管損傷，重度の慢性静脈機能不全によるものが挙げられる。特に婦人科領域では子宮頸がんや子宮体がん，卵巣がんに対する後腹膜リンパ節郭清などの根治的手術療法の後に下肢浮腫をきたすことがあり，骨盤リンパ節(そのうち鼠径上リンパ節や鼠径リンパ節など)を摘出するとその頻度が増加することが知られている。また，下肢静脈血栓症や骨盤壁の腫瘍増大に伴う骨盤内の静脈，リンパ管への圧迫から患側の下肢浮腫をきたすこともある。一方で，末期がん状態では低蛋白血症による

悪液質によって下肢だけではなく全身性浮腫をきたすこともある[1]。

病期分類

　リンパ浮腫の病期分類として，ISLでは表2のように分類している。

重症度評価

　リンパ浮腫の重症度の評価のための指標については，表3の8つの項目が挙げられる。これらはリンパ浮腫の病期分類とともに重要な評価項目であり，アセスメントに必要となる。

表1．リンパ浮腫の鑑別診断

片側性の浮腫	両側性の浮腫
・急性深部静脈血栓症 ・静脈血栓症後遺症 ・関節炎 ・がんの存在または再発	・うっ血性心不全 ・慢性静脈機能不全症 ・廃用性浮腫，うっ血性浮腫 ・肝機能障害 ・腎機能障害 ・低蛋白血症 ・甲状腺機能低下／粘液水腫 ・薬剤の副作用 ・脂肪性浮腫

(文献1)より改変・引用)

表2．リンパ浮腫の病期分類(ISL)

0期	リンパ液輸送が障害されているが，浮腫が明らかでない潜在性または無症候性の病態
Ⅰ期	比較的蛋白成分が多い組織間液が貯留しているがまだ初期であり，四肢を拳上することにより治まる。圧痕がみられることもある。
Ⅱ期前期 Ⅱ期後期	四肢の拳上だけではほとんど組織の腫脹が改善しなくなり，圧痕がはっきりする。組織の線維化がみられ，圧痕がみられなくなる。
Ⅲ期	圧痕がみられないリンパうっ滞性象皮症のほか，アカントーシス(表皮肥厚)，脂肪沈着などの皮膚変化がみられる。

表3．重症度の評価指標(ISL)

- 皮下組織の腫れ(軽度・中等度・重度)
- 皮膚の状態(肥厚・凸凹・水泡・リンパ管拡張・創傷・潰瘍)
- 皮下組織の変化(脂肪の増加や線維化，硬化の有無)
- 患肢の形状の変化(局所的な変化あるいは全体的な変化があるか)
- 炎症・感染(蜂窩織炎)の頻度
- 内臓の合併症に関連するもの(胸水や乳糜腹水など)
- 運動と機能(下肢の全体的な機能の悪化)
- 心理社会的な要因(うつなど)

1．測定に関するアセスメント

　四肢については周径や体積の計測が用いられる。最も簡便な方法は周囲径測定である。計測時間や体位を統一するなど，測定値の再現性を高める工夫が必要である。両側四肢のいずれかの部位に2cm以上の左右差があれば，臨床的に有意だと判断される[1]。

2．皮膚のアセスメント

　リンパ浮腫はⅢ期に進むほど皮膚症状が強く，蜂窩織炎などを続発することがある。軽微な所見も見逃さずに早期に対応を行えば重症化を防ぐことができるため，皮膚症状については注意が必要である。続発性リンパ浮腫でⅢ期の場合は，常に皮膚科医と連携して対処を行うことが望ましい。

3．血管のアセスメント

　リンパ浮腫の治療を行うにあたっては，血管病変，閉塞性動脈疾患を除外しておく必要がある。病変の疑いがあれば下肢超音波検査を行い，動脈や静脈の状態を評価する。足関節・上腕血圧比(ABPI)によって下肢の動脈開存を評価できるが，血管のアセスメントは専門的な知識やスキルを要するため専門医へのコンサルトが望ましい。

　深部静脈血栓症(DVT)についても，血流停滞や静脈内皮障害，血管凝固能亢進などの誘発因子をもつ症例はスクリーニングが必要となる。

表4．WellsスコアのPCPスコアリング

次の臨床的な特徴があれば＋1点
- 活動性のがん
- 麻痺，不全麻痺，下肢のギプス固定
- 4週間以内の手術あるいは3日を超える臥床
- 下肢の圧痛
- 下肢の腫脹
- 下肢の左右差が3cm以上
- 下肢の表在静脈(側副血行路の有無)

DVT以外の疾患がより疑われる場合は－2点

WellsスコアのPCP(pre-test clinical probability)スコアリング(表4)とDダイマーの測定が推奨される。PCPスコアリングでは，高リスクはスコア3点以上，中リスクは1または2点，低リスクは0点で判断する。

4．疼痛のアセスメント

　疼痛の評価には，原因，実態，頻度，タイミング，部位，程度と影響に注意をしながら観察する。特に下肢リンパ浮腫では浮腫の程度が高度にならなければ疼痛を自覚することは少なく，まずは上述した下肢静脈血栓症やリンパ管炎の合併などの鑑別が必要であり，これらを除外できた後に下記の疼痛アセスメントを行う。なお，下肢静脈血栓症やリンパ管炎を合併した場合は適切な抗凝固療

特集　がん治療医に聞く：実地臨床に必要な疼痛緩和の知識

法（血栓溶解療法）や抗菌薬の投与などを行う必要がある。

　疼痛のアセスメントには，①リンパ浮腫治療に伴う痛み，②日々の活動に付随する痛み，③元々もっている持続痛や安静時痛，などを鑑別する。従来リンパ浮腫は痛みを伴わないといわれてきたが，重だるさや神経が麻痺しているような鈍感な感覚などを訴える場合が多い。患者の日常生活動作を注意深く聴取し，疼痛についてもアセスメントを行うことが必要である。

治　療

1．複合的治療

　治療としては，表5に挙げた複合的治療（スキンケア・用手的リンパドレナージ（manual lymph drainage；MLD）・圧迫療法・運動療法・日常生活指導）が第一選択となる[2]。

1）スキンケア

　スキンケアは最も早期から行われるべき必要不可欠で基本的なケアである。日本褥瘡学会では，スキンケアを「皮膚の生理機能を良好に維持する，あるいは向上させるために行うケアの総称である。具体的には，皮膚から刺激物，異物，感染源などを取り除く洗浄，皮膚と刺激物，異物，感染源などを遮断したり，皮膚への光熱刺激や物理的刺激を小さくしたりする被覆，角質層の水分を保持する保湿，皮膚の浸軟を防ぐ水分の除去などをいう」と定義している[3]。スキンケアの柱とな

るのは，最も重要なバリア機能をもつ表皮をいかに維持するかである。保湿に十分に留意することが必要である[4]。

2）用手的リンパドレナージ（MLD）

　MLDの目的は，組織間隙に貯留している高蛋白性の体液を起始リンパ管に取り込ませてリンパ液とし，さらにそのリンパ液を標的リンパ節へ向けて排液することである[5]。皮膚浅層に分布する毛細リンパ管を標的としているので，潤滑剤をつけない手掌を患肢の皮膚面に密着させて皮下にある毛細リンパ管を刺激するように施術するのが原則となる。筋層に働きかけるいわゆるマッサージや美容目的として行われるようなマッサージとは手技や標的が異なる。これはリンパ浮腫治療に医療技術として提供されるMLDであり，医療リンパドレナージに関する一定期間の研修を受けた有資格者が提供する。

3）圧迫療法

　リンパ浮腫の病期分類でII期以降の場合は，ストッキングなどの弾性着衣が適用となる。着圧は原則として30mmHg圧以上が必要となるが，高齢者や患肢の状態にあわせて適用は選択される。圧迫療法に関しては，2008年からリンパ浮腫の弾性着衣に関して療養費払いの申請ができるようになった。装着指示書には理由を記載すれば20mmHg圧以上の弾性着衣を処方することができる。正しい着脱の指導は非常に重要であり，指導だけに止まらず実際に患者自身が装着するのを確認して定期的に周囲径の評価と弾性着衣の装着

表5．下肢リンパ浮腫に対する複合的治療

スキンケア	皮膚の清潔と保湿
MLD	末梢に滞留しているリンパ液を中枢側のリンパ管に誘導する MLDに対して，セルフケアで行うものをSLD（single lymph drainage）と呼ぶ
圧迫療法	毛細血管から組織間液の漏出を防ぎ，リンパ液の灌流を促す
運動療法	圧迫下で筋肉ポンプ作用を効果的に働かせる
日常生活指導	蜂窩織炎などの感染予防を中心とした生活指導

の評価をするべきである。原則として弾性着衣についての療養費払いの申請は6ヵ月ごとになるので、圧迫強度が劣化してくる6ヵ月後には定期的に弾性着衣を更新する。その際には定期的に医療者が評価して、適切なサイズや圧力を見極めて指導していくことが必要である。

4）運動療法

運動療法は、リンパ管の筋肉ポンプの活性化・循環の促進のために重要である。腹式呼吸などの横隔膜を使う呼吸運動を組み合わせることで乳糜槽から胸管のリンパの輸送能が活発になり、深部の腸腰リンパ本管の流れが促進される。術後はリハビリを兼ねて運動療法を行うことを推奨するが、過剰な激しい運動や繰り返しの同じ動作、一定部位のみに圧力がかかるなどの動作はかえって毛細血管圧を上昇させ、血管外の組織液の漏出が増して浮腫をきたすことにもつながる。運動療法の目的は深部リンパ管のポンプ作用が活性化されることであるため、筋肉を拡張・収縮させる軽い関節屈曲運動などを日常行動のなかで取り入れる程度でよいと思われる[6]。

5）日常生活指導

セルフケアを行うために、看護師が生活上の注意事項などを説明する。まず、医師が他の全身性浮腫や局所性浮腫（静脈や動脈性の要因からくる浮腫）でないことを診断してから実施する。

● 患者への確認事項（問診・視診・触診）

【問診】[7]

がん治療の既往歴（手術内容・放射線や抗がん剤の有無）／炎症の既往の有無や頻度／発症までの時間的経過／発症や進行の様子（徐々にか、急激にか）／いつから進行しているか／きっかけとなるエピソード（冠婚葬祭・旅行・炎症・立ち仕事・介護など）／浮腫の部位／疼痛を伴うかどうか／浮腫に対する捉え方／社会背景（仕事の有無や家庭での役割について）。

【視診】[8]

浮腫の左右差（下肢は片側性か、両側でも左右

差があるか）／浮腫の局在（末梢部位か中枢部位か）／静脈の視診（下肢の場合、静脈瘤の有無）／皮膚表面の所見（皮下静脈のみえ方に左右差があるか）／皮膚の状態（色調変化・リンパ漏形成の有無・乾燥の程度・硬化・リンパ管の拡張）。

【触診】

浮腫の硬さ／圧迫痕／皮膚の乾燥や硬化／皮膚温／脈管の状態（浮腫周囲の血管の脈拍を触知するか）／周囲径の測定。

● 日常生活動作の状況を聴取する[7]

・1日の過ごし方
・仕事の状況（立ち仕事の程度）や家屋の構造（エレベーターがない、2階建てなど）
・趣味の状況（正座をする姿勢の頻度や野外などでの活動）
・衣類や嗜好品などの習慣（締め付けがきついようなボディースーツや下着、指輪やブレスレットなど）

● 治療に伴う副作用で特に注意が必要なものとその対応

・蜂窩識炎発症時の対応：悪寒・38℃程度の発熱・リンパ浮腫側の四肢の腫脹と発赤・疼痛がみられた場合は蜂窩織炎を疑い、抗菌薬による対処を行う。安静にして患部を冷却する。圧迫療法やMLD、運動療法は中止する。

● 日常生活動作の注意事項

・火傷、切り傷、日焼け、スポーツによる怪我、虫刺され、動物の引っかき傷などの外傷に注意する。
・正座する、しゃがむ、立ちっ放しなど、同じ姿勢を続けることは控える。
・ゴムの跡が付くような靴下、下着、きついガードル、サイズが合っていない靴は避ける。
・サウナや温泉、岩盤浴、炎天下でのスポーツ観戦での日焼け、海水浴時など、急激に温度が上昇する環境を避ける。同時に冷やしすぎなどの急激な温度低下にも注意する。

2．手術療法（リンパ管静脈吻合術など）

　これまでに，リンパ浮腫を発症した下肢の機能や外見の改善を目的とした外科的治療が試みられている。当初は比較的径の大きな静脈（直径1〜2mm）でのリンパ管静脈吻合や静脈へリンパ管を数本差し込む方法が行われていたが，血管径の太い静脈との吻合では吻合部血栓などで閉塞することがあり，その後術式が改良され，より小さな血管径（直径0.3〜0.8mm）の静脈へ直接吻合するリンパ管細静脈吻合術が開発されている。しかし，いずれも有効性を示す前後比較試験がいくつか存在するものの，その有効性を正確に評価した質の高い根拠を示す結果は示されていない。したがって，現時点では下肢浮腫に対するリンパ管手術の実施において，症例の選択は慎重に行われるべきであるとされている。

1）リンパ管細静脈吻合術

　下肢のリンパ管と0.5mm未満の血管を吻合するリンパ管細静脈吻合術は1990年代から行われ，症例集積研究と前後比較研究が報告されている。特に下肢症例については，リンパ浮腫早期の症例の場合は比較的高い効果が得られるが，浮腫が進行した症例に対して行った手術ではシャントを発達させるために術後の圧迫療法が必要と報告されている[8]。また，同術式にリンパ管静脈間の側端・側々吻合を用いて中枢と末梢の両方へバイパスを形成することでより効果が期待できるとの報告もある[9]。一方で，ステントを用いるリンパ管細静脈吻合術の開存率は術後2年で40％以下で，さらに患肢の体積変化の差は吻合の有無での有意差は認めなかったとされている[10]。現在，リンパ管細静脈吻合術は顕微鏡下手術（マイクロサージャリー）に精通した専門医によって行われる特殊な術式であること，さらに圧迫療法をサポートできるメディカルスタッフが不可欠であること，また評価が難しいことから，標準手術としてのコンセンサスは得られていない。そこで『リンパ浮腫診療ガイドライン2014年版』では，「保存的治療に抵抗する症例に対し，ほかに選択肢がなく上記の諸条件が整った場合に限り本術式を慎重に実施することを検討してもよい。患者への説明においては，効果が不確実であることを説明する必要がある」とされている[1]。

2）リンパ節移植術

　リンパ節移植術は，リンパ流の途絶をバイパスするためにマイクロサージャリーにより血管とともにリンパ節を移植する手術である。移植片と周囲組織との間で起こるリンパ管新生により周囲組織からリンパ液を集め，リンパ液を静脈に灌流することで浮腫の軽減を図る目的で行われる（治療ガイドライン）。ただし，乳がん治療（上肢リンパ浮腫）の際に行われていることが多く，下肢リンパ浮腫では少数ながら有効とする報告もあるが[11]，上肢リンパ浮腫への治療とあわせて術式や合併症についても統一された見解がなく，今後の症例の蓄積が待たれている。

3）脂肪切除・吸引術

　脂肪吸引術は，機能の改善，整容面の改善を目的に，保存的治療による減量不足がある非圧痕浮腫患者に対して有効性のある治療法として報告されているが[12]，いずれの研究も限られた施設における検討であり，続発性（二次性）の下肢リンパ浮腫に限定したエビデンスレベルの高い報告はない。

お わ り に

　下肢リンパ浮腫は，婦人科がん治療においては骨盤リンパ節郭清の後遺症をきたす疾患であるが，がんの再発・進行期例ではさらに病状が悪化し，症状緩和に難渋する場合も多い。そのため，適切な下肢リンパ浮腫のアセスメントを行い，婦人科腫瘍医だけではなく緩和専門医やリンパ浮腫管理に精通したメディカルスタッフとの多職種によるチーム医療を通じて最適な症状緩和に努めることが肝要である。

文 献

1 ）日本リンパ浮腫研究会（編）. リンパ浮腫診療ガ
　　イドライン2014年版. 東京：金原出版；2014.
2 ）小川佳宏. リンパ浮腫の診断と評価.「リンパ浮
　　腫診療実践ガイド」編集委員会（編）. リンパ浮
　　腫診療実践ガイド. 東京：医学書院；2011. p.3-15.
3 ）日本褥瘡学会用語集検討委員会. 日本褥瘡学会
　　で使用する用語の定義・解説. 褥瘡会誌. 2007；
　　9：228-31.
4 ）高橋真紀. 下肢リンパ浮腫のスキンケア. 松原
　　康美, 蘆野吉和（編）. がん患者の創傷管理−症
　　状緩和ケアの実践. 東京：照林社；2007. p.108-15.
5 ）Williams AF, Vadgama A, Franks PJ, et al.
　　A randomized controlled crossover study of
　　manual lymphatic drainage therapy in women
　　with breast cancer-related lymphedema. Eur J
　　cancer care. 2002；**11**：254-61.
6 ）井沢知子. まずはここから！　症状別がん看護
　　ポイントさくさくリスト−リンパ浮腫. プロ
　　フェッショナルがんナーシング. 2015；**5**：282-
　　3.
7 ）井沢知子. リンパ浮腫予防指導. 増島麻里子（編）.
　　病棟・外来から始めるリンパ浮腫予防指導. 東京：

医学書院；2012. p.97-104.

8 ）Demirtas Y, Ozturk N, Yapici O, et al. Supermi-
　　crosurgical lymphaticovenular anastomosis and
　　lymphaticovenous implantation for treatment of
　　unilateral lower extremity lymphedema. Micro-
　　surgery. 2009；**29**：609-18.
9 ）Narushima M, Mihara M, Yamamoto Y, et al.
　　The intravascular stenting method for treat-
　　ment of extremity lymphedema with multicon-
　　figuration lymphaticovenous anastomoses. Plast
　　Reconstr Surg. 2010；**125**：935-43.
10）Maegawa J, Yabuki Y, Tomoeda H, et al. Out-
　　comes of lymphaticovenous side-to-end anasto-
　　mosis in peripheral lymphedema. J Vasc Surg.
　　2012；**55**：753-60.
11）Cheng MH, Huang JJ, Nguyen DH, et al. A
　　novel approach to the treatment of lower
　　extremity lymphedema by transferring a
　　vascularized submental lymph node flap to the
　　ankle. Gynecol Oncol. 2012；**126**：93-8.
12）Schaverien MV, Munro KJ, Baker PA, et al.
　　Liposuction for chronic lymphoedema of the
　　upper limb: 5 years of experience. J Plast
　　Reconstr Aesthet Surg. 2012；**65**：935-42.

特集　がん治療医に聞く：実地臨床に必要な疼痛緩和の知識

多発性骨髄腫の痛みの緩和
Pain control in multiple myeloma patients

熊本大学医学部附属病院血液内科　　　　　河野　　和　Yawara Kawano
熊本大学医学部附属病院血液内科講師　　野坂　生郷　Kisato Nosaka

Key Words

■骨関連事象(SRE)　　■腎障害　　■ゾレドロン酸　　■デノスマブ　　■放射線療法

Summary

多発性骨髄腫(MM)は，B細胞の最終分化段階である形質細胞の単クローン性増殖により引き起こされる造血器腫瘍である。初診時には70%以上の症例で何らかの骨関連事象を認め，病変部位の疼痛は患者のADLとQOLを著しく損なうため，疼痛の緩和は骨髄腫細胞に対する化学療法とともに骨髄腫の診療で最も重要なものであるといっても過言ではない。さらに，骨髄腫患者は腎障害を合併することが多く，非ステロイド性抗炎症薬(NSAIDs)による疼痛コントロールが困難な場合が多い。骨関連事象に対して各骨髄腫患者の病態や合併症に応じて薬物療法，放射線療法，手術療法などのさまざまな方法で痛みの緩和を行っていくことが重要である。

は　じ　め　に

　多発性骨髄腫(multiple myeloma；MM)はB細胞の最終分化段階である形質細胞の単クローン性増殖により引き起こされる造血器腫瘍であり，貧血をはじめとする造血障害，病的骨折，形質細胞腫といった骨関連事象，腎障害などの多彩な臨床症状により特徴づけられる疾患である[1]。
　わが国での2011年時点の骨髄腫の推定罹患率は10万人あたり5.4人であり，悪性リンパ腫，白血病に次ぐ罹患率の造血器腫瘍である[1]。診断時の年齢の中央値は66歳と高齢者に多く，罹患率，死亡率とも高齢になるほど上昇するため，高齢者人口の増加に伴い今後患者数の増加が予想されている[1]。

　MMの診断は，clonalな形質細胞の増殖に加え，上記の臨床症状をはじめとした骨髄腫診断事象(myeloma defining events)を1つ以上確認することで行われる(表1)[1)2]。
　骨髄腫患者の臨床症状のなかで最も問題となるものの1つが，骨関連事象に伴う疼痛である。70%以上の症例で何らかの骨関連事象を認め，病変部位の疼痛は患者のADLとQOLを著しく損なうため，疼痛の緩和は骨髄腫の診療では化学療法とともに非常に重要なものである。本稿では，骨髄腫患者における疼痛緩和の方法や注意点について概説する。

表1．MMの診断基準と各臓器障害の頻度

MMの定義（以下の２項目を満たす）
1．骨髄でのclonalな形質細胞が10％以上，または生検で確認された骨もしくは髄外形質細胞腫を認める
2．以下の骨髄腫診断事象を１項目以上満たす

骨髄腫診断事象	
臓器障害	日本での頻度[1]
①高カルシウム血症：血清カルシウム値>11mg/dLもしくは基準値上限よりも１mg/dL以上高い	11.2％（血清カルシウム値>11mg/dL）
②腎障害：クレアチニンクリアランス<40mL/分もしくは血清クレアチニン値>2mg/dL	15.6％（血清クレアチニン値>2mg/dL）
③貧血：ヘモグロビン値<10g/dLもしくは正常下限よりも2g/dL超低い	52.6％（ヘモグロビン値<10g/dL）
④骨病変：骨単純写真，CT，PET-CTで骨病変を１つ以上確認	75.8％（骨病変を１つ以上確認）
バイオマーカー	
①骨髄でのclonalな形質細胞が60％以上	
②血清のfree light chain比が100以上	
③MRIで２ヵ所以上の骨病変	

（文献１）２）より改変・引用）

骨関連事象，疼痛に対する治療法

1．鎮痛薬

わが国の骨髄腫患者の約15％は初診時の血清クレアチニン２mg/dL以上の腎障害を認め，血清クレアチニン１mg/dL以上の症例は約40％にものぼる[1]。骨髄腫に伴う腎障害の機序としては，骨髄腫細胞が分泌する単クローン性免疫グロブリン（M蛋白）による尿細管障害，腎アミロイドーシスによる糸球体病変，高カルシウム血症による尿細管・間質障害などがある。したがって，骨髄腫患者の疼痛に対する非ステロイド性抗炎症薬（NSAIDs）の使用には，腎障害増悪の観点から注意が必要である。骨髄腫診療において，The NCCN Clinical Practice Guidelines in Oncology（NCCNガイドライン）[3]でも，腎障害増悪の観点からNSAIDsの使用は避けることが望ましいと記載されている。したがって，骨髄腫患者の骨関連事象に伴う疼痛に対して鎮痛薬を使用する場合はNSAIDsの連用は避け，オキシコドンやフェンタニルなどのオピオイドを使用することが多い。しかしながら，腎障害を有する患者ではオピオイドの血中濃度上昇を考慮し，効果および副作用を注意深く観察する必要がある。

2．骨吸収抑制薬（ゾレドロン酸，デノスマブ）

骨髄腫の骨関連事象には破骨細胞の活性化が多大に寄与している。骨髄腫による骨関連事象の発生・進行の予防や疼痛緩和のため，破骨細胞機能の阻害活性を有する骨吸収抑制薬の投与が化学療法とともに行われることが多い。わが国ではビスホスホネート製剤であるゾレドロン酸と抗receptor activator of nuclear factor kappa B ligand（RANKL）抗体のデノスマブが用いられる。

側鎖に窒素を含有するビスホスホネート製剤であるゾレドロン酸は静脈内投与後より速やかに骨に分布し，破骨細胞におけるメバロン酸経路の

ファルネシル二リン酸合成酵素を阻害し，破骨細胞機能を抑制する。新規発症の骨髄腫患者を対象とし，初回治療からゾレドロン酸または窒素非含有の内服ビスホスホネート製剤であるクロドロン酸の投与を開始するMRC Myeloma IX試験において，ゾレドロン酸群ではクロドロン酸群と比較して骨関連事象が有意に減少しただけでなく，全生存期間の有意な延長が認められた[4,5]。上記の結果をもとに，NCCNガイドラインでは症候性の骨髄腫患者には骨関連事象の有無に関わらずゾレドロン酸（またはパミドロン酸）の投与をcategory 1レベルで推奨している[3]。一方で，MRC Myeloma IX試験においてゾレドロン酸群では3～4％の症例で顎骨壊死の発生が報告されており[4,5]，ゾレドロン酸投与予定患者においてはゾレドロン酸投与前からの定期的な歯科受診が重要である。さらに，ゾレドロン酸投与時には腎機能の評価を行い，腎機能に応じて投与量を減量する必要がある。

デノスマブはヒト型IgG2抗RANKLモノクローナル抗体である。骨髄腫細胞や骨芽細胞が産生するRANKLは主に破骨細胞前駆細胞が発現するRANK受容体に結合し，破骨細胞への分化を促進する。デノスマブは，破骨細胞および前駆細胞のRANK/RANKL経路を阻害することにより破骨細胞機能を抑制している。骨転移を有する固形腫瘍と骨病変を有する骨髄腫患者を対象としたゾレドロン酸とデノスマブの第Ⅲ相比較試験では，両群間で骨関連事象発症までの期間や顎骨壊死の頻度に有意差は認められず[6]，デノスマブはゾレドロン酸と同等の骨関連事象抑制効果があると考えられる。デノスマブは皮下投与という簡便性に加え腎障害時にも投与可能であり即効性が高いという利点がある一方で，ゾレドロン酸同様に顎骨壊死に注意が必要である。さらに，重篤な低カルシウム血症の報告もあり，予防のため活性型ビタミンD製剤やカルシウム製剤の補充を要する。

3．放射線療法

骨髄腫細胞は一般的に放射線感受性が高く，放射線療法は骨病変に対する疼痛緩和や腫瘍に伴う脊髄圧迫症状に対して有効な手段である。

腫瘍性病変が局所に限局している骨または髄外の孤立性形質細胞腫に対しては，根治的治療として計40～50Gyの線量が一般的に用いられ，骨痛をはじめとした疼痛に対する治療や腫瘍に伴う脊髄圧迫症状に対しては計10～30Gyの低線量が用いられることが多い[3]。疼痛緩和を目的とする照射の場合は照射開始から数回で除痛効果が得られることが多く，即効性が期待できる。四肢の運動・知覚障害，膀胱直腸障害といった脊髄圧迫障害は緊急的な放射線照射の適応となり，並行して化学療法やステロイド投与が必要となる場合が多い。また，照射野に肺が含まれプロテアソーム阻害薬であるボルテゾミブを含んだ化学療法を併用する場合には，放射線照射に伴う放射線肺臓炎とともにボルテゾミブによる間質性肺炎という2種類の肺合併症に特に留意する必要がある。

4．手術療法

骨髄腫に伴う椎体圧迫骨折をきたした症例には，疼痛緩和目的で椎体形成術をはじめとした整形外科的手術療法を治療選択肢の1つとして考慮する場合がある。椎体形成術は病変部位の椎体を針で穿刺後に骨セメントを椎体内に充填する経皮的椎体形成術（percutaneous vertebroplasty）と，風船を膨らませ椎体内に間隙をつくったのちに骨セメントを注入するバルーン椎体形成術（balloon kyphoplasty）とに大別できる。これらの術式は主に骨粗鬆性椎体骨折に対して国内外で広く行われ，術後早期から疼痛が軽減し，効果が持続する。骨髄腫においては鎮痛薬や放射線療法でもコントロール困難な疼痛の場合に良い適応と考えられる。英国からの26例の骨髄腫患者に対する経皮的椎体形成術の報告では77％の患者で疼痛レベルの改善が認められ，鎮痛薬の減量，performance status（PS）の改善に至った例も報告された[7]。しかしながら，上記の術式は施術者に高度な技術レベルが求められ，手術可能な施設も限定される。さらに，椎体が脆弱で高度な圧潰をきたした症例への手術は非常に困難であり，骨セメント漏出といった合併症も報告されている。今後は，多発性骨髄腫における長期的な鎮痛効果と安全性についてのデータの蓄積が必要である。

お わ り に

MMにとって，骨関連事象に伴う疼痛は最もADLやQOLに影響を与える症状の1つである。骨病変の場所や程度に応じて患者ごとに疼痛の種類や強さは異なる。腫瘍細胞に対しての化学療法とともに，本稿で述べたような骨関連事象や疼痛に対しての治療方法を各患者の病態，合併症に応じて使い分けることは，患者のより良いQOLにつながると考える。

文　献

1 ）日本骨髄腫学会（編）. 多発性骨髄腫の診療指針 第4版. 東京：文光堂；2016.

2 ）Rajkumar SV, Dimopoulos MA, Palumbo A, et al. International Myeloma Working Group updated criteria for the diagnosis of multiple myeloma. Lancet Oncol. 2014；**15**：e538-48.

3 ）National Comprehensive Cancer Network. Clinical Practice Guidelines in Oncology. https://www.nccn.org/,（accessed: 2017-11-15）

4 ）Morgan GJ, Davies FE, Gregory WM, et al. First-line treatment with zoledronic acid as compared with clodronic acid in multiple myeloma（MRC Myeloma Ⅸ）：a randomized controlled trial. Lancet. 2010；**376**：1989-99.

5 ）Morgan GJ, Davies FE, Gregory WM, et al. Long-term follow-up of MRC Myeloma Ⅸ trial: Survival outcomes with bisphosphonate and thalidomide treatment. Clin Cancer Res. 2013；**19**：6030-8.

6 ）Henry DH, Costa L, Goldwasser F, et al. Randomized, double-blind study of denosumab versus zoledronic acid in the treatment of bone metastases in patients with advanced cancer（excluding breast and prostate cancer）or multiple myeloma. J Clin Oncol. 2011；**29**：1125-32.

7 ）Garland P, Gishen P, Rahemtulla A. Percutaneous vertebroplasty to treat painful myelomatous vertebral deposits-long-term efficacy outcomes. Ann Hematol. 2011；**90**：95-100.

腎癌診療ガイドライン 2017年版

日本泌尿器科学会 編

- ■定価 本体3,500円(税別) ■B5判 本文136ページ
- ■ISBN 978-4-7792-1864-4

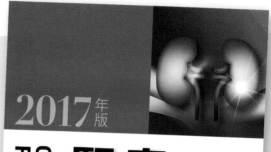

日本全国の腎癌診療に携わる医師の皆様，
腎癌診療ガイドラインが
6年ぶりに
改訂されました。

CONTENTS

1. 危険因子・予防
2. 診　断
3. 外科療法・局所療法
4. 全身治療
5. 病　理
6. フォローアップ

2011年版の刊行以降，新たな分子標的薬の登場や免疫チェックポイント阻害薬の適応拡大，ロボット支援手術の登場により，腎癌の診療は大きく変化しました。これらの変化を踏まえ，2011年版までの「危険因子・予防」「診断」「外科療法・局所療法」「全身治療」に「病理」「フォローアップ」を新たに加え，全**6**分野，**29**のCQにより最新の腎癌診療を解説した必携の一冊です。是非，お手元においてご活用ください。

メディカルレビュー社
http://www.m-review.co.jp

〒541-0046 大阪市中央区平野町3-2-8 淀屋橋MIビル　TEL：06-6223-1469　FAX：06-6223-1245
〒113-0034 東京都文京区湯島3-19-11 湯島ファーストビル　TEL：03-3835-3049　FAX：03-3835-3075

What's New

日本癌治療学会認定 がん医療ネットワークナビゲーター

佐々木治一郎, 相羽　惠介, 矢野篤次郎, 冨田　尚裕, 片渕　秀隆
一般社団法人日本癌治療学会　がん診療連携・認定ネットワークナビゲーター委員会

西山　正彦
一般社団法人日本癌治療学会　前理事長

北川　雄光
一般社団法人日本癌治療学会　理事長

がん対策基本法による がん情報提供体制

2007年にがん対策基本法が施行され，全国の二次医療圏にがん診療連携拠点病院が設置されました。各拠点病院には，患者・家族のがんに関する情報提供を担う組織として，がん相談支援センターの設置が義務づけられました。がん相談支援センターで活動するがん専門相談員は，国立がん研究センターが主催する研修の受講が義務づけられ，がんに関する情報提供体制は確実に充足していきました。

しかしながら，がん対策基本法施行から10年が経った現在でもがん相談支援センターの利用率は伸び悩んでおり，インターネット上の情報や自由診療の広告に惑わされた患者・家族が，標準的治療を受けずにエビデンスの明らかでない治療を受ける事態が依然として存在しています。2015年度から，国民が安心して活用できる全国のがん相談支援提供体制の充実を図る目的で「国立がん研究センター認定がん専門相談員」の認定事業を開始し，がん専門相談員をできるだけ国民の身近に置く施策がとられています。このことからも，やはり国民に近い存在のがん相談支援者あるいは拠点病院のがん専門相談員につなぐ連携者のニーズが非常に高いことがわかります。

日本癌治療学会認定 がん医療ネットワークナビゲーター

2010年頃より日本癌治療学会もがん相談支援の重要性を認識し，情報過多によりさまよい適切な医療に辿り着けない，いわゆる"がん難民"に対する対策が急務であると考えていました。2014年8月に試行錯誤の末に"認定がん医療ネットワークナビゲーター制度"が完成し，まずは熊本，群馬，福岡の3県がモデル地区（都道府県）に選定され，研修プログラムが開始されたのです。

ここでいう"がん医療ネットワーク"とは，がん医療における地域包括ケアの実質的な連携グループで，患者さんに関わる地域単位（主に二次医療圏単位）の医療・介護・行政すべてを含みます。"がん医療ネットワークナビゲーター"は"がん医療ネットワーク"に属し，患者・家族のアクセスしやすい場所にいて，基本的ながんに関する医学的知識と優れたコミュニケーション能力を有し，患者・家族の不安を軽減しつつ，がん専門相談員を含む適切な専門家につなぐことのできる人材です。がん専門相談員との違いは，医療・福祉の資格取得者でなくとも，すなわちがんサバイバーの方やその家族でも取得できるという点です。

日本癌治療学会認定がん医療ネットワークナビゲーター

認定がん医療ネットワークナビゲーター制度

モデル地区で本制度が開始されてから2016年度末まで，認定がん医療ネットワークナビゲーターを申請するには，地域のがん医療ネットワークに属し，eラーニング（34講義）を視聴して単元ごとの小テストに合格し，講義形式の教育研修セミナー（Aセッション）の受講，ロールプレイとグループワークを中心とするコミュニケーションスキルセミナー（Bセッション）の受講，ならびに認定施設における実地見学が必要でした。

日本癌治療学会は2017年から本制度を全国展開することを決定し，より実状に合致した制度にするために資格申請要件を大幅に改変しました。Aセッションをeラーニングに抱合し，eラーニングを修了した者が申請した場合その申請者を本制度の第一段階修了者，すなわち"認定がん医療ネットワークナビゲーター"として認めることになりました。さらに，コミュニケーションスキルセミナーと実地見学を修了すると，"認定がん医療ネットワークシニアナビゲーター"を申請することができます（図）。

現行の2段階制度下での"認定がん医療ネットワークナビゲーター"（以下，ナビゲーター）と"認定がん医療ネットワークシニアナビゲーター"（以下，シニアナビゲーター）は，それぞれの業務および役割に違いがあります。ナビゲーターはコミュニケーションスキルセミナーや実地見学を経験していない資格ですので，個別に患者・家族の相談に直接対応するのではなく，主に情報の収集・提供と，個別相談を請け負えるシニアナビゲーターやがん相談の専門家（がん専門相談員や拠点病院医療者）につなぐことが主な役割・業務となります。一方シニアナビゲーターは，ナビゲーターの役割・業務に加えて簡単な患者・家族からの個別相談，がん診療地域連携クリティカルパスの運用支援，臨床試験や治験の情報提供などの業務を担います。どちらも5年ごとの更新制であり，新規eラーニングの受講や地域がん医療ネットワーク内での活動報告が義務となります。重要なことは，ナビゲーターもシニアナビゲーターも医療介入や医療介入に相当する可能性がある行為を行わないという前提があることです。

2016年10月，認定がん医療ネットワークナビゲーター（現行のシニアナビゲーター）第1期生4名が誕生しました。その4名を皮切りに，1段階制の最終認定までに計15名の認定がん医療ネットワークナビゲーターが誕生しました。2段階制に移行した2017年4月以降，この15名はすべてシニアナビゲーターに自動変更されました。この15名の背景となる職種は，薬剤師（保険薬局勤務），ピアサポーター，一般の事務の方などさまざまです。最新の情報は，日本癌治療学会ウェブサイト（http://www.jsco.or.jp/jpn/）をお訪ね下さい。

●認定がん医療ネットワークナビゲーター

①本法人の定めるeラーニングシステムにおいて最新のすべての科目を聴講し，小テストを受験して合格していること
②申請時にがん医療に関わる地域医療ネットワークに参加している施設もしくは組織に所属していること

●認定がん医療ネットワークシニアナビゲーター

①認定がん医療ネットワークナビゲーターの資格を有する者
②本法人の指定するコミュニケーションスキルセミナーを受講していること
③本法人の定める認定見学施設において，本法人の定める地域医療ネットワークの実地見学を修了し，指導責任者による証明がなされていること
④申請時にがん医療に関わる地域医療ネットワークに参加している施設もしくは組織に所属していること

図. 認定がん医療ネットワークナビゲーター申請資格

現場で役立つがん看護

企画：柏谷 優子（辻仲病院 柏の葉緩和ケア病棟看護師長）

診断期〜治療期の患者を支える外来がん看護

谷口 愛 筑波メディカルセンター病院看護部 がん看護専門看護師

近年，がん治療は外来にシフトされ，外来看護師が果たすべき役割は拡大している。診断時や再発時の情緒的支援，治療方針や療養先に関する意思決定支援，治療による有害事象のマネジメント，病棟や地域との連携など，外来看護師は困難な場面に日々遭遇する。しかし，この状況に対する周囲の理解は十分とはいいがたく，役割に対する認識の差やマンパワーの問題が存在し，葛藤を抱く場面も多いのではないだろうか。

本稿では，当院での具体的な看護実践をお伝えすることで，病棟や地域で働く読者には外来について知っていただくきっかけとなったり，外来で働く読者にとっては日々の実践に活かしていただける部分があればと思う。

外来ってどんなところ？

1．当院の体制

当院は地域がん診療連携拠点病院に指定されており，1日平均500人の患者が通院している。がん患者が受診する外来フロアは6診療室×3ブースで構成され，曜日ごとに異なる診療科の医師が診察している。看護体制はチームナーシングで，主に診察室，通院治療センター，放射線治療室，入退院サポートステーション（入退院SS），患者家族相談支援センターの看護師が，がん患者に関わっている。

筆者はがん看護専門看護師として主な活動拠点を外来とし，看護師や多職種から介入の依頼を受けて病棟，在宅，地域と連携を行っている。

2．病棟での看護との違い

外来看護師は，前述の役割以外に初診患者の問診やトリアージ，診療の介助，処置や与薬，オリエンテーションなど，膨大な役割を限られたマンパワーで実践している。はじめて会う患者が大半を占め，その場で統合的にアセスメントし，次回外来までに予測される問題を見出し，短い滞在時間内に必要なケアを提供するという困難感がある。筆者自身，外来に所属するまで，外来看護師の役割がこれほど多岐にわたり，実践能力の高さを求められるとは理解していなかった。24時間患者とともに過ごすことができた病棟での実践とは異なる点に，焦燥感や不安感が生じるのが実際である。

3．診察室での医師の姿

医師の役割についても大きな衝撃を受けた。外来では医師が1人きりで次々に患者と向き合い，がんの診断時や再発時に患者・家族から感情を表出されたり，現状の理解が困難な患者に繰り返し説明を重ねたり，待ち時間の長さを訴える患者に謝罪することもある。また，外来〜入院〜退院後〜ときには亡くなるまで1人の患者の人生に継続して関わるという責任の重さや，何より医師自身が葛藤や悩みを抱きながら診療していることをはじめて感じた。筆者は，医師の抱える負担感，困難感はいかばかりかと胸が痛くなった。外来では，医師と良好なコミュニケーションを図り協働することで診療が円滑となり，患者に還元できる点が多くなると考えた。

外来看護師の役割は?
—当院での具体的な流れ—

1. 診断時の看護介入

1) 対象患者のピックアップ

外来看護師は，業務の合間の時間を駆使して診察前までに予約患者の検査結果や診察内容を情報収集する。当日にがんを告知される患者をピックアップし，可能な限り看護師が同席できるよう朝のミーティングで調整する。そのなかでも病状が進行した患者，心理社会的背景に問題がある患者，がん患者指導管理料算定の対象患者のインフォームドコンセントには，筆者が同席できるよう情報を共有しておく。

2) 診察に同席する際の準備

診察前にカルテから，受診までの経緯，他院の診療情報提供書，検査結果，これまでの診察内容や患者の反応，住所などを確認し，今後起こりうる問題点の目星をつけて診察に臨む。医師には診察前に介入目的を伝えている。

3) 診察中

入室時より患者の緊張感を緩和する雰囲気づくりを心がけ，患者の反応や場面に応じて，看護師がどの位置にいることが患者や家族，医師にとって望ましいかを考慮する。

医師の説明時は，事前に得た医学的情報を医師がどのような言葉に置き換えて伝えるかに留意し，記憶・記録する。ニュアンスの違いにより患者の受け取り方が異なるのは当然だが，患者は説明のすべてを理解できない場合でも言葉の一部を鮮明に記憶し，印象に残った部分のみを引っかかりとして後に表出するため，言葉の使われ方や用い方には細心の注意を払う。同時に，患者・家族の反応（全体の雰囲気，表情，言動，視線の合わせ方，家族の関係性），医師とのコミュニケーションを観察し，アセスメントに用いる。

診療時間は限られており，基本的に医師の説明は遮らないが，患者の反応が強く表れる場合，早急に話題にすべき問題が見受けられる場合，医師が対応に難渋している場合は，自らも質問を投げかけるなど，主体的に参加する。診察終了後は，自身が捉えた患者の反応のうち医師と早急に共有すべき点のみを確認する。

4) 診察後

告知後は看護師のみで面談を行う。まずは書面を用いて患者・家族と説明内容を共有し，どの程度理解されたかを確認後，補足説明を行う。患者が現状に対する正確な認識を得るように関わることで，知識不足や不確かさを要因とする不安を緩和できるよう働きかける。その際，何より大切なことは，患者・家族の感情表出を促し，どのような気持ちでいるかを自由に語ってもらい傾聴に努めることである。衝撃や不安な気持ちに共感的姿勢で関わり，今後は長期的にストレスに対処する必要性を共有する。そのうえで過去の苦痛体験やストレス対処の傾向を確認し，患者が意図的に対処できるよう意識づける。医療者はその過程を継続して支援することを伝え，対処が困難な際の支援方法も説明する。

次に家族背景，仕事内容や今後の調整，サポート体制，経済面など，生活に関する情報を得て，患者が抱える問題の明確化を図る。医療者が解決を支援できる点を考えると同時に，価値観や人生観を伺いながら患者の理解を深め，意思決定支援に活かしていく。

今はインターネットやSNSにより患者・家族が膨大な情報に触れる機会が増え，意思決定に難渋するのも事実である。よって事前に情報選択の必要性と方法についても説明している。

病状が進行した患者やすでに身体症状のある患者には，緩和方法や緊急時の対応を医師と検討し説明しておく。心身の問題に対しては外来看護師との電話相談が可能であることも説明し，不安の緩和と行動化を促している。

面談後は，今後も継続した介入が必要であるかを判断する。継続した介入が必要な患者は外来全

現場で役立つがん看護

体で一括して情報をまとめており，受診日ごとに整理されているため，誰もがあらかじめ情報を得てから関わることができるようになっている。

がんの診断時は患者にとってストレスの多い出来事に遭遇する場面であり，早期からの看護介入により適応を促すことが重要である。

2．治療方針決定時の看護介入

1）スクリーニングツールの活用

当院は，告知後の初回外来日に「からだとこころに関する質問票」を実施している。外来看護師は該当患者を確認し，診察前に記入を促す。患者の記載内容をもとに問診し，介入内容や診察への同席，専門家へのコンサルテーションの必要性をアセスメントする。

2）実際の介入

筆者は，主にスクリーニングによりカットオフ値以上である患者，カットオフ値未満でも外来看護師が専門家の介入が必要と判断した患者，診断時に継続看護が必要と判断した患者に介入する。まずは，外来看護師からの情報をもとに診察前に面談すべきか，診察時に医師とともに解決を図るべきかを判断する。患者の心身の苦痛の程度や要因を確認し，治療方針の決定が困難な際は気がかりな点や理解を妨げる点は何かをアセスメントし，患者・家族が納得した意思決定となるよう支援する。

当院は近隣に大学病院とがん専門病院があり，セカンドオピニオンの希望がある際は円滑な受診となるよう地域医療連携課と調整する。しかし，患者・家族はセカンドオピニオンの受診により判断すべき材料が増え，かえって迷いが生じる場合もあるため，事前にセカンドオピニオンの目的の明確化を支援し，帰院後には思考の整理をサポートしている。

どの治療を選択しても患者・家族は最善の選択であるかに不安を抱くため，意思決定時の葛藤や辛さに共感的姿勢を示し，まずは決定に至ること

ができたことに肯定的なフィードバックを行う。そして，決定した治療方針ごとに基本的なオリエンテーションを行い，より具体的な治療イメージを抱くことができるように働きかけている。

3．治療期の看護介入

1）通院治療センター

外来で点滴治療を受ける患者は，通院治療センター（以下，通治）で点滴を行う。患者にとって通治の看護師は，治療期に継続して関わる心強い存在である。特に有害事象のセルフマネジメントは患者にとって未知の経験であり，自宅での対応には常に不安が付きまとう。当院では，患者自記式のチェックシートを活用し，来院時に通治の看護師が有害事象とその対処を確認してフィードバックする。この丁寧な関わりによって，患者は新たな対処方法を習得できるだけでなくセルフマネジメントに対する自信をも獲得することができる。

当院では，自宅で対処しきれない有害事象が生じた際には通治の看護師に直接電話相談することができる。有害事象による苦痛が増強した際に具体的指示を仰ぐことができることや，不安に寄り添う存在を実感することは多大な安心感につながり，大変意義深いと感じている。

また，患者は投薬の時間を通治で過ごすため，コミュニケーションが図りやすい場ともいえる。実際に通治の看護師は患者の性格傾向や生活の様子を詳細に把握しており，患者の心身のわずかな変化にも敏感である。特に患者の情緒的支援が必要な際の見極めが鋭く，タイミングを逃さずに情報提供してくれるため，重要な連携の場の1つと考えている。

2）放射線治療室

当院は放射線治療室に専従看護師がおり，専門的な支援が可能である。放射線治療は患者にとって未知であり，具体的なイメージを抱きにくく，治療前の不安が強い。しかし，専従看護師は初診時の同席，意思決定支援，照射部位ごとの有害事

象のマネジメント，情緒的支援まで幅広く役割を果たしており，患者にとっては治療の伴走者となる重要な存在である。特に放射線治療は一定期間，連日通院するため患者の心身の変化を追いやすく，問題解決をともに図ることができる欠かせない存在となっている。

3）入院治療への送り手としての役割

手術や初回の抗がん剤投与を受ける患者など，入院患者に関しても外来看護師が果たすべき役割がある。看護記録では外来で得た情報や介入内容のみならず，入院時に問題と考えられる点，入院後も継続が望ましい実践内容とそのポイントなどを記載して伝える。在院日数が短縮化し多重業務を抱える病棟看護師にとって，外来からの情報が迅速なアセスメントや実践につながるように努めている。

4）入退院サポートステーション

当院では，手術治療を受ける患者は事前に入退院SS看護師が入院や呼吸訓練の説明を行う。患者は診療科で手術説明を受けた直後に訪れるため，医師の説明内容を十分に整理しきれない状態で向かわざるをえない。必要時は患者の診察や面談時の様子，精神状態について伝え，入退院SS看護師が患者の反応に応じた実践を行うことができるように情報提供している。

4．長期的な経過観察の時期の介入

上記のようにさまざまな部署で治療期を支援しているが，長期間内服治療を行っている患者や治療終了後に経過観察している患者にも留意が必要である。日頃，業務の合間には過去の介入患者の経過を追い，治療効果判定を確認している。治療方針を変更する際やperformance status（PS）の低下により生活が変化する際など，患者のニーズが高まる時期には迅速に介入したいと考える。

当組織は，在宅ケア事業部門があることや退院調整看護師の役割発揮によって療養環境が整いやすいといえる。しかし，外来通院中に病状が悪化

する患者も多く，いかに生活上の問題を抱えている患者や今後問題が生じる可能性の高い患者を把握するかは，外来看護師の重要な役割である。そして，リソースナースや在宅ケア事業部門，地域の資源と協働し，身体症状やサポート状況に応じた問題解決を迅速に図れるかによって患者のQOLが変化すると考える。

1）緩和医療科への依頼

外来では治療効果が芳しくない患者，身体症状が生じている患者，精神的な問題を抱える患者は診療科の医師とタイミングを計り，早めに緩和医療科の受診へつないでいる。しかしいまだ患者・家族が抱く緩和ケアへの印象はネガティブであることも多く，医療者とは必要性を認識するタイミングが異なる。その際は，緩和医療科の役割を伝えることで患者が抱くイメージと実際のギャップを埋め，導入を勧める意図を患者の病状認識や精神面に応じて説明する。早急な受診を促すというよりはいったんは情報提供に止め，タイミングに応じて患者に打診する。それにより患者自身が受診の必要性を感じ，納得したタイミングでの意思決定を可能にする。このプロセスは後の緩和医療科の医師や看護師との関係性に大きく影響するため，丁寧に行っている。受診決定後は，診断期～治療期に関わったなかで見出した患者の全体像を事前に緩和医療科に伝えている。

以上のように，外来看護師は診断期～治療期におけるさまざまな場面において患者一人ひとりの理解を深めながら治療継続やQOLの向上をめざして尽力している。実践の場は異なるが，情報共有しあえる関係性が基盤にあることで患者の支援がより円滑になると考える。

私自身が心がけていること

1．介入すべき患者の優先順位の判断

外来では一度の介入を逃すことで対応の遅れを招く場合があるため，可能なかぎり多くの患者へ

現場で役立つがん看護

介入したいと考えている。しかし，各ブースで診察が同時並行するため，ピックアップした患者全員に介入することは困難である。よりニーズの高い患者が急遽来院することもあり，介入すべき患者の優先順位の判断が重要である。看護師や事務職員の協力を得て細かに時間調整し，ときには医師に診察順番の変更を依頼することもある。また，患者の待ち時間短縮のために多職種の介入や検査を先に受けてもらうなど，さまざまな方法を駆使している。

2．看護師との協働

外来には信頼する経験豊富な看護師が多く，日々積極的に意見交換している。またさまざまなリソースナースの協力が得られるため，より専門的な対応が必要な場合は筆者もコンサルテーションする。ただしおのおのが多重業務を抱えているため，自身のアセスメントや捉えた問題点を説明し，得たいサポート内容や意見を明確に伝えている。その後も問題解決過程や介入結果をその都度共有し，思考の整理を補いあうことや互いの役割発揮を労うことで，良好な関係性のもとに協働できると考える。

3．医師との協働

外来ではさまざまな医師と関わるが，当然ながら診療内容，患者とのコミュニケーション，看護師に求める役割発揮は異なる。筆者はなるべく医師の診察に同席し，医師が求める患者情報や看護師の介入方法，医師が抱く困難感を理解したいと考える。いまだに医師の意図を汲み取れずに失敗することもあるが，継続して地道にコミュニケーションを図り，相互理解を深めたいと思っている。結果として，多くの患者に貢献することを今後もめざしたい。

4．多職種との協働

外来では多職種が自律して役割を果たしている。筆者は目の前の患者に必要な支援を吟味する際，それを担える専門職は誰かを同時に検討する。そのためにはおのおのの専門性を明確に理解し，必要時には円滑な調整となるように関係性を築いておくことが大切である。

今後の課題

本稿では具体的な看護実践をお伝えしたが，自身もいまだ模索中であり，反省点も多い。しかし，そのようなときこそ看護チームや多職種と苦悩を共有し，ともに振り返ることでモチベーションの向上や今後の問題解決につながると考える。

今後も外来でがん治療を受ける患者は増加し，医療ニーズの高い患者，高齢や独居の患者が増えると予測され，ますます外来がん看護の重要性は高まる。よって，外来がん看護の質の向上，外来看護師の確保は重要な課題である。今後は外来がん看護の実践や効果を客観的に評価し，より多くの看護師に外来がん看護の魅力が伝わる努力をしたいと思う。

がん患者のための薬物療法講座

鎮痛薬・症状緩和治療薬：
患者さんに上手に使ってもらうには

龍　恵美　長崎大学病院薬剤部麻薬管理室 室長

　今回は，医療用麻薬（特にレスキュー薬）の入院中の管理方法と服薬アドヒアランスを中心に考えてみます。また，『病院・診療所における麻薬管理マニュアル』（厚生労働省医薬食品局監視指導・麻薬対策課），『医療用麻薬適正使用ガイダンス』（厚生労働省医薬・生活衛生局監視指導・麻薬対策課）より，療養場所（入院中，外来（自宅），施設）における医療用麻薬の管理に関連する項目について抜粋し，記載しました。

ケース：どうしてダメなの？
自分でできるのに！
—医療用麻薬（レスキュー薬）の
自己管理—

　Hさんは60歳代の男性です。地元の大手企業を定年退職したばかりで，これからゆっくり今後の生活を楽しもうと思っていたところで突然大腸がんと診断されました。術後再発し，肝転移と骨転移が認められ，入退院を繰り返しています。今回は痛みが強くなり，精査と痛みのコントロール目的で入院となりました。外来ですでに医療用麻薬（以下，麻薬）が導入されています。当院では，入院後の薬剤の管理方法は看護師と薬剤師が共同して服薬管理スクリーニングシートのフローチャートを用いながら判断します。Hさんの場合は，残薬に多少ばらつきがあり，要注意であるものの自己管理は可能との判断で，定時の徐放製剤の麻薬だけはその都度お渡しし，レスキュー薬は1回分を先渡しする方法になりました。ところが，入院

後数日経った夕方，渡された定時の麻薬の量を適宜調節して使用されていたことが発覚しました。その時点でレスキュー薬も自己管理ではなくなり，Hさんには看護師が「痛いときはお持ちします。ナースコールでお知らせください」と伝えていました。

　その翌日のことです。体動時の痛みに対して，トイレに行くときなどレスキュー薬を予防的に使用してみればと提案したところ，Hさんの前日からの不満が爆発しました。「痛いときに飲むから痛み止めでしょ。痛くない時に飲むんだったら，それは痛み止めじゃない。薬を使うのは最低限にしたいんだ。僕は丸1日を，薬を時間どおりに間違わずに使うために過ごしている訳じゃない。薬も上手く調節して，快適に過ごしたいだけなんだ。あーちょっと痛みが出てきたなーっていうときに，すぐにこの痛み止め（レスキュー薬）を飲みたいんだよ。家でもそうしてきた。今までそれでちょうどよかったのに，どうしてダメなの。自分で飲むことができるのに。ナースコールしても待たなきゃいけない。忙しいのに持ってきてもらうのも申し訳ない」と訴えられます。

　レスキュー薬について，Hさんの訴えはもっともです。病棟での管理方法を再度看護師と調整し，数回分を自己管理とし，いつ使用したかを自分で記録してもらうようにしました。そのうえでHさんに，定時の徐放製剤の麻薬は効果が安定するのに時間がかかるので，微調整するよりも決まった量を定期的に使用し，速く効いて効果時間が短いレスキュー薬を痛みに合わせて上手に使うほうが

がん患者のための薬物療法講座

徐放製剤の必要量を的確に決める早道であることを再度説明しました。

Hさんの奥様は毎日面会にいらっしゃいます。ある日，ちょうど奥様が帰るところに遭遇しました。奥様を見送りながら，Hさんは「本当は妻に感謝していると伝えたいけれど，こんなところでは言えない」とつぶやかれました。「今の自宅は僕が小さいときから住んでいる家でね，庭に大きな木がある。あの木と一緒に大きくなったようなもの。早く家に帰ってあの木を眺めたい。そしたら，言えるかもしれんね。入院前は痛くてそれどころじゃなかった」と教えてくれました。

Hさんは，入院中にスタッフと一緒に試行錯誤しながらレスキュー薬をとても上手に使用できるようになり，痛みのコントロールができて退院となりました。レスキュー薬の自己管理で印象に残っている患者さんです。

入院中における患者さん自身による医療用麻薬の自己管理

1．入院中における医療用麻薬の病棟での管理

入院患者さんの麻薬の自己管理については，い

まだに"麻薬診療施設で管理する麻薬は，麻薬診療施設内に設けた鍵をかけた堅固な設備内に保管しなければならない"ということで，自己管理を認めていない施設も一部あるようです。しかし，条件付きですが『病院・診療所における麻薬管理マニュアル』[1]『医療用麻薬適正使用ガイダンス』[2]でも，自己管理について記載されています。それぞれの関連箇所の抜粋を表1，2に示します。

2．自己管理時に患者さんへ指導すべきこと（入院中の医療用麻薬の管理）

レスキュー薬を使用した場合，必ず報告してもらいます。患者さんが自己管理しているレスキュー薬は定期的に確認し，常にレスキュー薬の使用状況や残数を把握できるようにしておきます。また，自己管理分は患者さんのベッドまわりの引き出しなど紛失しない場所に保管し，自己管理していた麻薬を紛失，あるいは紛失した可能性に気づいたときには速やかに医師，看護師，薬剤師などに伝えるように指導します。

表1．入院中における麻薬の患者自身での管理について（『病院・診療所における麻薬管理マニュアル』）

第4　施用，交付（法第27条・法第30条・法第33条）
（10）入院患者に麻薬を交付した際，患者自身が服薬管理できる状況であれば，患者に必要最小限の麻薬を保管させることは差し支えありません。ただし，病状等からみて患者が服薬管理できないと認めるときは，麻薬管理者は，交付した麻薬を病棟看護師詰所等で保管，管理するよう指示してください。入院患者に交付された麻薬は，患者が麻薬を保管する際には看護師詰所等で保管する場合のような麻薬保管庫等の設備は必要ありません。しかし，麻薬管理者は，紛失等の防止を図るため，患者に対して，保管方法を助言するなど注意喚起に努め，服用状況等を随時聴取し，施用記録等に記載するようにしてください。 　なお，入院患者が交付された麻薬を不注意で紛失等した場合には，麻薬管理者は麻薬事故届を提出する必要はありませんが，紛失等した状況を患者から聴取して原因を把握したうえで，盗難や詐取等された蓋然性が高い時は，都道府県薬務主管課又は保健所にその状況を報告するとともに，警察にも連絡してください。

（文献1）より引用）

鎮痛薬・症状緩和治療薬：患者さんに上手に使ってもらうには

表2．入院中における麻薬の患者自身での管理について（『医療用麻薬適正使用ガイダンス』）

入院中における患者自身による管理

1）入院患者による麻薬の自己管理

○入院中の患者が自ら痛みの評価ができ，自らの意思で服用を行うことができるなど，自己管理が可能と考えられる場合は，当該患者に最小限の量※（休日や連休時の対応のため数日分の服用薬を含む。）を患者が自己管理することができる。

　※たとえば，定期的な服用薬の1日分あるいはレスキュー薬の使用が予想される1日分など。

○患者が自己管理を行う場合，保管場所は患者の身のまわりとなるので，紛失などがないよう考慮する。

○転院等で入院患者が他の麻薬診療施設で処方を受けた麻薬を持参し，その麻薬を継続使用する場合も自己管理薬は最小限の量とする。

○自己管理を一律に制限することがないよう，院内マニュアル等の見直しを行い患者に合わせた服薬管理が可能となるように考慮する。

（文献2）より引用）

表3．自宅での麻薬管理の留意点

自宅における患者・家族による管理

2）自宅での麻薬保管の留意点

○次の3点の説明は重要である

　①他人に転用しないこと。誤って他人が服用してしまった場合は速やかに医師・看護師・薬剤師に連絡するよう伝えておく。

　②小児やペットの手が届かない場所に保管すること。使用済みの貼付剤を小児やペットが口に含んだりしないように特に注意し，廃棄については家庭内のごみ箱等でなく別に回収用の袋等を準備して入れておいてもらうよう指導する。

　③残薬が生じた場合の処理方法

○使用しなかった麻薬の返却について，交付を受けた麻薬診療施設（医療機関）または麻薬小売業者（保険調剤薬局）に持参するよう指導する。

○使用しなかった麻薬を麻薬診療施設（医療機関）または麻薬小売業者（保険調剤薬局）に返却するために医療従事者が預かった場合には，一時的に他の場所（訪問看護ステーションなど）に保管したりせず，速やかに麻薬診療施設または麻薬小売業者に返却する。

○在宅医療では，関係者間の情報の共有と十分な連携が重要である。

（文献2）より引用）

自宅における患者さん・ご家族による医療用麻薬の管理

1．外来（在宅）での医療用麻薬の自宅での管理

　外来で患者さんに交付された麻薬は，病院のように保管・管理に金庫を用いたり保管場所を施錠したりする必要はありません。ただし，外来治療および在宅（自宅）では医療従事者の目が届きにくいところでの薬剤管理となるため，退院時，外来診察時や医療従事者の訪問時には，患者さん本人だけでなくご家族や介護者への説明も含めて支援を行う必要があります。自宅での麻薬管理の留意点について，『医療用麻薬適正使用ガイダンス』[2]より関連する部分を抜粋して表3に示します。

がん患者のための薬物療法講座

施設における医療用麻薬の管理

　患者さんの療養場所が介護施設など自宅以外の場所であっても，麻薬の保管・管理方法は基本的に自宅と同じです。過度の管理によって患者さんが痛みに苦しむことのないように配慮する必要があります。

　介護施設とは，介護施設・特別養護老人ホーム・介護付有料老人ホーム・グループホーム・ケアハウス・高齢者専用賃貸住宅・小規模多機能型居宅介護施設など（ショートステイを含む）のことを指し，医師の配置義務はありません。一方で"介護老人保健施設"は病院・診療所とみなされ，医師の配置が義務づけられています。名称に"介護"とあっても，麻薬及び向精神薬取締法上は病院・診療所と同様になります。

　介護施設などでの麻薬の管理上の留意点について，『医療用麻薬適正使用ガイダンス』[2]より関連する部分を抜粋して表4に示します。

自己管理のメリット（入院・外来）

　単にその時点でのコンプライアンス（服薬遵守）を高めても，服薬アドヒアランスを向上させなければ退院後に適切な薬剤の使用や副作用への対処を行うことが難しくなります。特に痛みは日々変化するため，レスキュー薬の使い方を指導することは重要です。"レスキュー薬をいつ使うか"を決めるのは患者さん自身です。患者さんがレスキュー薬を持っていても，使えなければ役に立ちません。入院中に自分が効果を実感できる使用タイミングを見極めて実際に使用してもらうことが，退院後のよりよい痛みのコントロール，服薬アドヒアランス，生活の質（QOL）の向上につながります。

アドヒアランス…コンプライアンス（遵守）よりも医療の主体を患者さん側においた考え方です。服薬アドヒアランスを良好に維持するためには，服薬を妨げる因子や解決方法を医療者が患者さんとともに考え，相談のうえ決定していく必要があります。

表4．介護施設などでの麻薬の管理上の留意点

自宅以外の療養場所における麻薬の管理について

①患者に交付された医療用麻薬の保管・管理にあたり金庫を用いる必要はない。

②施設内の患者の居室ではない部屋で施設職員が薬剤を一括管理しているような場合においても，医療用麻薬も同じ場所で保管・管理して差し支えない。他の施設利用者の薬剤と混同しないよう氏名を記入した紙片を付したり一包化包装には氏名を記入するなどして識別できるようにしておく。

③医療用麻薬を患者の居室に保管する場合でも，金庫を設ける必要は無い。ただし，他の施設利用者が不意に居室に入るおそれがあったり，患者自身の認知機能低下などにより誤用するおそれがある場合には居室以外の場所で施設職員が管理してもよい。その際，患者が痛みを訴える場合には速やかにレスキュー薬を服用させることができる介護環境づくりができるよう指導する。

④患者だけでなく施設職員にも用法や誤用の際の連絡方法などを伝えておく。

⑤使用済みあるいは不要となった医療用麻薬の回収又は廃棄についても施設職員に伝えておく。

（文献2）より引用）

鎮痛薬・症状緩和治療薬：患者さんに上手に使ってもらうには

痛みの自己管理

痛みの治療のためには経時的に痛みの変動や痛みの性質を確認する必要があり，患者さんの協力が必要であることを伝え，痛みの治療は医療者と患者さんが一緒に取り組んでいくのだと理解してもらえるようにします。患者さん自身による定期的な服薬の重要性の確認やレスキュー薬の使用状況の把握には，服薬記録表（自記式の服薬記録）の使用が有用です。入院中に服薬記録表を使用し，医療スタッフがその記録を確認しながら痛みの治療を行うようにすれば，外来に移行してもそのスタンスのまま継続することが可能です。服薬記録表は独自に作成したものを使用してもよいですし，入院時から外来，あるいは転院，在宅移行後も継続して使用するならば製薬会社から提供されている各製剤の"痛み日記"が便利です。徐放製剤やレスキュー薬の名称が記載してあることで使用しにくい場合もありますが，製薬会社によっては製剤が固定されていない"痛み日記"（図1として例示）も提供されています。

文 献

1) 厚生労働省医薬食品局監視指導・麻薬対策課. 病院・診療所における麻薬管理マニュアル. 2011. http://www.mhlw.go.jp/bunya/iyakuhin/yakubuturanyou/dl/mayaku_kanri_01.pdf，（閲覧：2017-12-8）
2) 厚生労働省医薬・生活衛生局監視指導・麻薬対策課. 医療用麻薬適正使用ガイダンス－がん疼痛及び慢性疼痛治療における医療用麻薬の使用と管理のガイダンス－. 2017. http://www.mhlw.go.jp/bunya/iyakuhin/yakubuturanyou/other/iryo_tekisei_guide.html，（閲覧：2017-12-8）

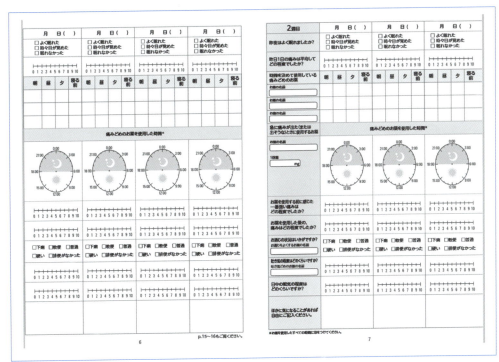

図1．製薬会社提供の痛み日記の例

（塩野義製薬社より提供）

疼痛緩和に必要な画像検査とそのタイミング

がん患者の痛み＝がん性疼痛とは限らない

西　智弘
川崎市立井田病院かわさき総合ケアセンター医長

はじめに

がんの患者を診ているときに"がん性疼痛"の管理について意識し，知識をアップデートしていくことは必須のことである。がん患者が経験する苦痛のうち，このがん性疼痛を適切に管理することは特に重要である。それができなければ患者の生活の質(QOL)は著しく低下し，また周囲で付き添っている家族も身を割かれるような苦痛を経験する。逆に適切な疼痛緩和を行うことで，それまでベッド上で寝たきりだった患者が活気を取り戻し，また歩き出すということもしばしば経験する。

しかし，そのように重要ながん性疼痛であるからこそ，それを念頭に置くあまりに診断を失敗するという場合もまた経験する。今回取り上げる症例は，医師ががん性疼痛についての思い込みから画像診断のタイミングを逸してしまった例である。

症　例

50歳代，男性。前医における検診にて胃がんを指摘され胃全摘除術を受けたが，その手術所見で腹膜播種を指摘されていた。手術後にS1＋シスプラチンによる化学療法を1年ほど行うが，腹膜播種結節が増大し病勢進行(PD)となった。腹膜播種は後腹膜まで及び水腎症となり，尿管ステントを挿入するも腎機能が悪化し腎瘻を造設。また腹膜播種からイレウスとなり，中心静脈栄養(IVH)ポートを造設し高カロリー輸液管理となった。前医では「もうできることはない」「余命は1〜2ヵ月」と告げられたが，「まだ何かできることがあるのでは」という思いで当院へセカンドオピニ

オンに訪れ，そのまま転院となった(図1)。

当院へ転院後パクリタキセル単剤による治療を開始したところ腹水・腹膜播種結節とも消失し，水腎症も軽快したため腎瘻も抜去された(図2)。

その後も，パクリタキセルを1年ほど継続し腹膜播種は消失したままであったが，その頃から腰や脚の疼痛を訴えるようになった。CT所見を確認したところ，骨硬化性の転移が多数認められた

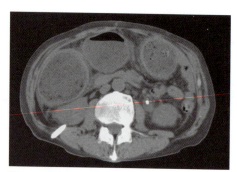

図1．当院来院時の画像
　　腹膜播種によるイレウス状態であり，腎瘻が造設されている。

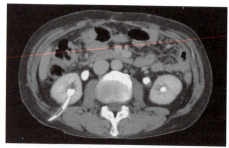

図2．化学療法後の画像
　　腹膜播種がほぼ消失し，イレウスも改善。この後，腎瘻も抜去された。

（図3）。PDと判断しラムシルマブを追加して治療を行ったが骨転移はさらに増悪し，緩和ケアに専念する方針とした。

"右脚の疼痛"と画像診断のタイミング

疼痛緩和としては非ステロイド性抗炎症薬（NSAIDs）＋オキシコドンで導入を行い，イレウスの既往があることから早めにフェンタニル貼付剤に変更して疼痛緩和を図った。しかし疼痛の管理は十分とはいえず，フェンタニルの増量だけではなく三環系抗うつ薬やプレガバリンなども導入したが，それでも劇的に改善したとはいいがたかった。外来ではほかに，ゾレドロン酸の投与や他院へ紹介してのストロンチウムの投与も行った。

あるとき患者が「最近，便が出にくい」ということを訴えた。腹膜播種は画像上消失していたもののイレウスの既往があることから，その再燃の可能性も考えて腹部X線を撮影したところ，便塊の貯留はあるものの明らかなイレウス像は認められず，オピオイドの頻回利用による便秘の悪化と判断した（図4）。またこのときは便秘薬を増量することで排便があるようになり，再び外来で経過をみていた。

また，患者の疼痛は背部〜腰部〜下肢にまで及んでおり，それは脊椎から骨盤，大腿骨まで散在する骨転移のためと判断していた。

「便が出にくい」という訴えがあってから2ヵ月が過ぎた頃，「段々，右脚の付け根が痛くなってきた」という訴えがあった。今度は骨転移の増悪による切迫骨折などの可能性があるかと考えて右大腿骨のX線画像も撮影するも，特に大きな問題はなかった（図5）。そのため，「下肢の疼痛に

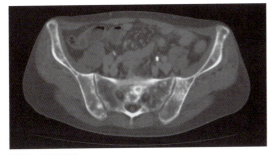

図3．CT所見
腹膜播種は消失したままだったが，脊椎〜骨盤〜大腿骨に骨硬化性の多発転移が出現した。

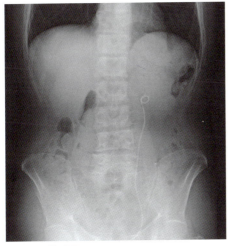

図4．X線所見
イレウスの可能性を疑い検査したが，明らかなイレウス像は認めなかった。

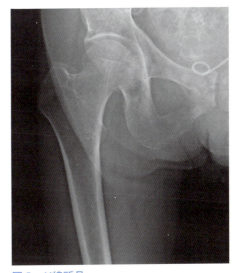

図5．X線所見
"右脚の付け根"の疼痛に対して検査を行ったが，骨転移の大きな悪化や骨折線などの所見は認めなかった。

ついては骨転移のためなので，それは痛み止めをしっかり使っていきましょう」という話をして外来で経過をみていたが，疼痛のコントロールは良好とはいえなかった。またその頃から「また便が出にくくなってきた気がする」という訴えがあったが，「腹膜播種は画像上消失していたし，先日も同じ訴えで検査をしたが問題はなかった」と判断し，「それに対しては便秘薬を使っていきましょう」と指導をしていた。しかし，その2週間後に「急激にお腹が張ってきて痛い，苦しい」という訴えで救急外来を受診した。

右脚の痛み＝腸管の痛み

救急外来で診察したところ，腹部は膨満して明らかに拡張した腸管を体表から触知した。すぐに腹部X線およびCTを撮影したところ，腸管は結腸脾彎曲部付近で狭窄し，結腸には腸管内容物が大量に貯留して拡張，穿孔のリスクもある危険な状態であった（図6，7）。放射線科の読影では，「手術による腸管の癒着」というレポートであった。

すぐに外科へコンサルトされ，「腹膜播種はほとんど消失されているため，ストーマ造設を行い圧を逃がせば穿孔は回避できる」という判断のもとで開腹をした。しかし，実際の開腹所見では画像には映らない程度の微小な播種が散在して腸管は癒着し，ストーマの造設は難航した。また，ストーマ造設後に結局は腸管が穿孔してしまい，腹膜炎を起こしたことで状態が悪化。その2日後に永眠となった。

がん患者の疼痛＝がん性疼痛という思い込み

本症例から得られる教訓はいくつかある。まず1つ目は，"がん患者が訴える疼痛はがん性疼痛である"という思い込みである。本症例でも，図4を撮影したことでイレウスを除外したのちは，"疼痛は骨転移による痛み"という思い込みをしていたことが明らかである。本症例では元々の骨転移の疼痛もあったと考えられるため，いつの時点でイレウスを発症して腸管拡張による疼痛が出現したかは明らかではないが，図4〜5〜6の間のどこかであることは確実であるため，疼痛の質などにもう少し注意を払っていればより早い時点で腸管の拡張を認識できた可能性はある。

次に，「がん性疼痛に違いない」という思い込みから身体診察が的外れになってしまった点である。図4の時点では，腹部診察では特に異常所見

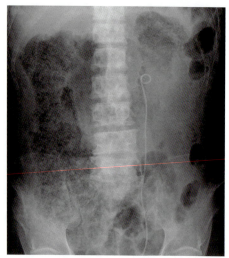

図6．便塊による巨大結腸像

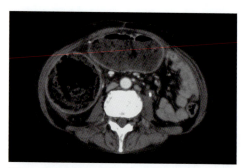

図7．図6と同時に撮影したCT
結腸脾彎曲部付近での腸管狭窄が疑われた。

がん患者の痛み＝がん性疼痛とは限らない

は認めなかった。その後に診察室で交わされた会話のほとんどは"疼痛"についてであったため，いかにその疼痛を緩和するかという話に診察時間を費やしたことで毎回の腹部診察が行われず，図5の撮影時は下肢についての診察を行ったのみであった。

また，「画像上腹膜播種は消失している」という思い込みからストーマ造設という判断を行ったことも，結果的には予後に影響を与えたかもしれない（穿孔が予後に最も影響したため直接的な因果関係は乏しいともいえるが，少なくとも手術による余計な負担や苦痛を与えることはなかった）。

本症例の経験から読者に伝えたいメッセージは，"がん患者の疼痛は，がん性疼痛とは限らない"という，至極当たり前のことではあるが日常診療のなかで忘れがちな事実である。ほかにも，"腹膜播種による疼痛と思っていたら虫垂炎だった""骨転移による痛みと思っていたら筋筋膜性疼痛だった"というパターンもある。

また一方で，"これまで確認されているがんの部位と疼痛部位が合わないときに，安易にオピオイドで鎮痛するだけで済ませない"ということも重要である。疼痛のデルマトームも意識したうえ

で，疼痛の発生部位とがんの存在部位が合致しない場合は，画像検査を積極的に行うことが許容される。たとえば，"なかなか改善しない上腹部痛"があるときに背部の肋間神経を巻き込む腫瘍がみつかる，といったこともあるし，"右肩の痛み"を訴えられて調べてみると肝転移が横隔神経を巻き込むことで関連痛を起こしていたことがわかることもある。

おわりに

終末期がん患者を診療する際に，無駄な画像検査はできる限り避けるべきである。それは，画像検査そのものが患者への負担となり，体力を奪うためである。しかし，問診と身体診察から疼痛を確実に評価し，その場所や性質に単なるがん性疼痛とは一致しない所見がある場合は，積極的に画像検査を行うべきである。また，思い込みを完全に排除することは困難であるが，なかなか改善しない疼痛がある場合は緩和ケア専門医を含めた他の医師の診療も入れながら，見逃している疼痛の原因がないかどうかを徹底的に追及することが大切である。

Relay Essay

リレーエッセイ ―"痛み"の周辺から― ㉘

オピオイド誘発性便秘症治療薬
ナルデメジンの開発

鈴木　勉　星薬科大学薬物依存研究室特任教授／名誉教授

はじめに

　2017年6月に，オピオイド誘発性便秘症治療薬ナルデメジン（スインプロイク®）が塩野義製薬株式会社より世界に先駆けて発売されました。さらに，2017年10月には米国でも日本発のナルデメジンが発売され，緩和医療領域で初の日本から世界に向けて発売された薬物となりました。そこで，今回はナルデメジンがどのようにして誕生したかを振り返りながら，創薬についても考えてみます。

恩師との巡り会い

　私が薬理学の研究に魅せられたのは45年も前のことで，大学の卒論教室でのことです。私が興味を持ったのは，星薬科大学を卒業され，その後東京医科大学で医学を学ばれて薬剤師・医師として薬理学教室を主宰されていた故 柳浦才三先生でした。医師である柳浦先生は"薬の前に患者あり"とよく言われ，常に患者のことをよく考えた薬理学教育を行っておられました。さらに，後の世界保健機関（WHO）第4代事務局長である故 中嶋宏先生と柳浦先生は東京医科大学で同期であったことから，中嶋先生より「薬学でこそ薬の副作用（安全性）の研究を行うべきだ」と言われ，薬物依存の研究が柳浦先生に提案されていました。その提案を受け，柳浦先生は"薬物依存の研究"を教室の1つのテーマとして立ち上げ，その研究に取り組む学生を募っておられました。そこで，私は迷

うこともなく，柳浦先生の下に飛び込みました。そして，この研究テーマが私の一生の研究課題となりました。

薬理学は薬がなければ理学

　柳浦研究室に入り，精力的に研究に取り組みました。そして，モルヒネやコデインの身体依存の研究を行っていました。その際に，我々はレバロルファンを麻薬拮抗薬として用いる退薬症候誘発試験を行いましたが，世界的には麻薬拮抗薬として高選択性のナロキソンが一般的に用いられていました。論文化するときも，ナロキソンを用いていないことに対する多くの批判がありました。しかし，当時日本でナロキソンを入手することはできませんでした。このように，薬理学の研究でキーとなる薬物を使用できるかできないかで研究の展開が全く異なってきます。すなわち，薬理学において薬物がどれだけ大事なツールであるかをよく理解することができていました。

医薬品化学者との出会い

　私は1984年10月に米国ミネソタ大学医学部精神医学教室に留学して，アルコールやオピオイド鎮痛薬の精神依存の研究を行いましたが，その際に東レ株式会社基礎研究所の医薬品化学者であった長瀬博先生と出会いました。長瀬先生は，ミネソタ大学薬学部医薬品化学教室のPortoghese教授

の下でオピオイド受容体リガンドの合成研究を行われました。当時，Portoghese教授が多くのオピオイド・リガンドを合成され，医学部薬理学教室のTakemori教授がその薬理学的評価を行うという共同研究が活発に行われ，μ，δおよびκオピオイド受容体タイプの選択的拮抗薬を次々と開発され，各受容体タイプの機能を明らかにするという素晴らしい研究をされていました。さらに，各オピオイド受容体サブタイプについても同様の方法でその存在や機能について数多く報告されました。そこで，長瀬先生が「我々も日本に帰ったらPortoghese教授とTakemori教授のような関係を築き，薬を創りましょう」と提案されました。

創薬を目指した研究のスタート

1987年に長瀬先生が帰国されて以来，共同研究がスタートしました。まず，従来のκオピオイド受容体作動薬のように精神症状を示さないκオピオイド受容体作動薬の開発に取り掛かりました。我々が導入，開発した条件づけ場所嗜好性試験を用いて評価した嫌悪効果が精神症状を現していることを薬物弁別法で証明しました。そこで，嫌悪効果を示さないκオピオイド受容体作動薬を開発すれば精神症状は示さないと考えられるので，そのような薬物の探索を行いました。そこで誕生したのが，世界初となるκオピオイド受容体作動薬ナルフラフィンです。当初は鎮痛薬を目指しましたが，最終的には血液透析後の搔痒症の改善薬として2009年に承認されました。また，2015年には慢性肝疾患における既存治療で効果が不十分な痒みの改善薬として適応が追加されました。この開発で東レ基礎研究所はオピオイド・リガンドの膨大なライブラリーを所有されました。

がん疼痛治療の問題点

WHOは非オピオイド鎮痛薬およびオピオイド鎮痛薬を用いるがん疼痛治療法を1986年に発表しました。本法に従ってがん疼痛治療を適切に行えば，がん患者の痛みを80〜90％取り除くことができると報告されています。しかし，オピオイド鎮痛薬(医療用麻薬を含む)を使用することに対する不安や怖さがあると同時に，副作用に悩まされることも多くあります。そこで，オピオイド鎮痛薬の副作用対策が大変重要となります。なかでもオピオイド鎮痛薬を服用する患者のほとんどに現れる便秘は耐性もできないことから，オピオイド鎮痛薬服用中は継続的に対策しなければなりません。これまではオピオイド鎮痛薬による消化管の蠕動運動の抑制に対してはセンナ製剤などの大腸刺激性下剤を，また消化管における水分の吸収促進に対しては浸透圧性下剤である酸化マグネシウムが対症療法的に用いられていました。しかし，これで十分に対策できないケースも多々あることから，私は原因療法の開発が必要と考えていました。

オピオイド鎮痛薬の
副作用防止薬の開発

これまで述べてきた色々な経験や人脈を活かし，オピオイド鎮痛薬の副作用防止薬の開発を目指し活動を開始しました。研究面ではオピオイド受容体タイプ間の相互作用を検討し，μとκオピオイド受容体の生理機能は相反的に作用し，μとδオピオイド受容体は相補的に作用することを示しました。特に，δオピオイド受容体拮抗薬がモルヒネの鎮痛効果には影響することなく精神依存，身体依存，そして悪心・嘔吐を抑制することも明らかにしておりました。そこで，がん疼痛治療の分野に深く関わっている塩野義製薬株式会社にオピオイド鎮痛薬の副作用防止薬の開発を提案しました。そして，東レ基礎研究所がナルフラ

フィンの開発で構築したオピオイド・リガンドのライブラリーを利用することも提案しました。この提案が受け入れられ，三者でオピオイド鎮痛薬の副作用防止薬の開発を続け，候補化合物とバックアップを選定しました。しかし，便秘に対する十分な効果が得られないことから，塩野義製薬株式会社が候補化合物に手を加えることが合意されて，その結果ナルデメジンが生まれてきました。そして，2008年には非臨床試験が終了し，2009年から臨床試験が開始されました。2016年には米国と日本で同時に製造販売承認申請がなされ，2017年に承認されました。日本では2017年6月にスインプロイク®が誕生し，10月には米国でも発売されました。

おわりに

日本で生まれた新薬は多々ありますが，緩和医療の分野ではナルデメジンが初めてのことです。そして，ナルデメジンは米国でも発売され，欧州でも承認申請されたことから，日本発の薬剤として世界に向けて発信されました。今後の展開を大いに期待したいと思います。

がん患者と対症療法

Back Number

メディカルレビュー社

〒541-0046 大阪市中央区平野町3-2-8
淀屋橋MIビル
TEL.06-6223-1468 / FAX.06-6223-1245

Vol.22 No.2　2011.10（通巻33号）　【特集】がん病変の治療とともに歩む緩和ケア

Vol.23 No.1　2012.4（通巻34号）　【特集】オキシコドン製剤を使いこなす

Vol.23 No.2　2012.10（通巻35号）　【特集】院内緩和ケアの活性化の取組─緩和ケアチームからの働きかけ─

Vol.24 No.1　2013.4（通巻36号）　【特集】療養過程のそれぞれの場面で緩和ケアをどう伝えるか

**Vol.24 No.2
2013.12
（通巻37号）**

【特集】がん治療期における緩和ケアの取り組み

緩和ケアの壁─患者に緩和ケアを届けるために─／がん化学療法の末梢神経障害による症状の緩和対策／がん治療期の難渋する嘔気の緩和対策／漢方薬によるがん患者の諸症状の緩和／再発がん患者の症状アセスメントとケア─長期サバイバーを生活の視点でサポートする─／乳房手術後の慢性疼痛症候群に対する緩和対策／開胸術後の慢性疼痛の緩和対策／術後慢性疼痛患者に対する看護・心理的アプローチ／四肢切断術後患者に対する心理療法からのサポート

**Vol.25 No.1
2014.10
（通巻38号）**

【特集】今改めて考える,がん疼痛治療におけるオピオイド鎮痛薬の使い方

全国津々浦々のがん患者の痛みからの解放を実現しよう！／オピオイド鎮痛薬が必要な痛みの見分け方と適切なオピオイド鎮痛薬の導入方法／オピオイド鎮痛薬と痛みの継続アセスメント─痛みのモニタリングの重要性─／オピオイド鎮痛薬の副作用対策─基本対応と新たな潮流─／がん治療期の疼痛管理におけるオピオイドの役割と使い方／モルヒネとの相違がみえてきたオキシコドンの基礎研究／海外におけるオキシコドンの臨床研究─病態・患者背景別に─／突出痛に対するオキシコドンによるレスキュードース／オキシコドンの体内動態に影響を及ぼす併用薬／座談会「オキシコドン製剤の登場と国内におけるがん疼痛治療の変化」

**Vol.26 No.1
2015.8
（通巻39号）**

【特集】緩和ケアチームが切り拓くがん疼痛治療の新たな地平

誤解を解いてがん疼痛治療にオピオイドを適切に使用するために／院内キーステーションとしての緩和ケアチームとがん疼痛治療／がん疼痛治療に対する緩和ケアチームの取り組み①東北大学病院での取り組み／②亀田総合病院での取り組み：疼痛マネジメントに対する院内横断的サポート活動／③国立病院機構南和歌山医療センターでの取り組み／緩和ケアチームが知っておきたい多様化するオピオイドの薬理学特性／緩和ケアチームだからできる治療抵抗性疼痛の治療①トータルペインの視点に基づく治療抵抗性疼痛へのアプローチ ─医師の立場より─／②一般病棟における治療抵抗性疼痛の患者に対して緩和ケアチームがどのようにアプローチするか ─看護師の立場より─／③有痛性骨転移に対する集学的治療／④がん関連神経障害性疼痛への集学的な対応／入院から在宅につないでいく疼痛管理 ─在宅の立場から─／入院から在宅につないでいく疼痛管理 ─病院の立場から─／医療圏の特徴を生かした教育活動

バックナンバーのご注文は最寄りの書店もしくは直接弊社宛にお申し込みください。
残部僅少のものもございます。品切れの節はご容赦ください。

編集後記

　がん対策基本法施行から10年が経過し，緩和医療は今，そのさらなる成熟を期待されています。基本的緩和ケアががん治療チームから開始されるようになった一方，少し難渋すると専門的緩和ケアへ丸投げするというような状況が見受けられるようになりました。あくまで私見ですが，元々がん治療医が最後まで責任をもって患者さんを診ていた時代には生じなかったことが，緩和医療の普及によって顕在化した印象があります。

　今回の特集では，各臓器のがん治療のエキスパートが，そのがん腫で経験する痛みや苦痛をどのようにアセスメントし治療するのかを解説していただきました。がん治療医だからこそ，その原因をつきとめ的確に治療できる苦痛があることを，もう一度読者の皆さんと共有したくて企画しました。

　さらに，専門的緩和医療を提供する医療者からみた"緩和医療の提供に必要な画像検査"について，シリーズで解説していただくコーナーを設けました。BSCとは，あくまで"best supportive care"を意味します。患者さんを放置するのではなく，最良のケアを提供する義務があるわけで，がん治療が終了しても緩和医療に必要な検査を行っていく必要があると思います。今後，このシリーズが本誌の名物コーナーの1つになることを祈っています。

（佐々木 治一郎）

編集顧問
武田　文和：元 埼玉県立がんセンター総長
山村　秀夫：康済会病院理事長

編集主幹
的場　元弘：日本赤十字社医療センター緩和ケア科部長

編集委員
佐々木治一郎：北里大学病院集学的がん診療センター
　　　　　　　センター長
鈴木　　勉：星薬科大学薬物依存研究室特任教授／名誉教授

編集アドバイザー
柏木　哲夫：淀川キリスト教病院理事長
柏谷　優子：辻仲病院柏の葉看護師長
下山　直人：東京慈恵会医科大学大学院緩和医療学教授
髙橋美賀子：聖路加国際病院がん看護専門看護師
平賀　一陽：国立研究開発法人国立がん研究センター東病院
　　　　　　　非常勤医師
南　　裕子：高知県立大学大学院看護学研究科
　　　　　　　共同災害看護学専攻特任教授
龍　　恵美：長崎大学病院薬剤部麻薬管理室 室長

がん患者と対症療法 Vol.27 No.1 2018

2018年2月27日発行

定価（本体2,300円＋税）※送料実費

Symptom Management in Cancer Patients

編　集　「がん患者と対症療法」編集委員会
発行者　松岡光明
発行所　(株)メディカルレビュー社

〒541-0046 大阪市中央区平野町3-2-8 淀屋橋MIビル
TEL 06-6223-1468（代）
振替口座 大阪6-307302
「がん患者と対症療法」編集部 TEL 06-6223-1667
✉ takayama@m-review.co.jp
担当 尾中益子／高山　真／松村 翠

〒113-0034 東京都文京区湯島3-19-11 湯島ファーストビル
TEL 03-3835-3041（代）
販売部 TEL 03-3835-3049　FAX 03-3835-3075
✉ sale@m-review.co.jp
http://www.m-review.co.jp/
印刷製本／ツクヰプロセス(株)

・本誌に掲載された著作物の複写・転載・翻訳・データベースへの取り込みおよび送信（送信可能化権を含む）・上映・譲渡に関する許諾権は(株)メディカルレビュー社が保有しています。
・ JCOPY ＜(社)出版者著作権管理機構 委託出版物＞
・本誌の無断複写は著作権法上での例外を除き禁じられています。複写される場合は，そのつど事前に，(社)出版者著作権管理機構（電話 03-3513-6969，FAX 03-3513-6979, e-mail：info@jcopy.or.jp）の許諾を得てください。
・乱丁・落丁の際はお取り替えいたします。

ISBN978-4-7792-2033-3　C3047